Alexandra König

A integração do novo pessoal de enfermagem proveniente do estrangeiro

AF550378

Alexandra König

A integração do novo pessoal de enfermagem proveniente do estrangeiro

Desafios e encargos para os actuais prestadores de cuidados

ScienciaScripts

Imprint

Any brand names and product names mentioned in this book are subject to trademark, brand or patent protection and are trademarks or registered trademarks of their respective holders. The use of brand names, product names, common names, trade names, product descriptions etc. even without a particular marking in this work is in no way to be construed to mean that such names may be regarded as unrestricted in respect of trademark and brand protection legislation and could thus be used by anyone.

Cover image: www.ingimage.com

This book is a translation from the original published under ISBN 978-620-0-44953-5.

Publisher:
Sciencia Scripts
is a trademark of
Dodo Books Indian Ocean Ltd. and OmniScriptum S.R.L publishing group

120 High Road, East Finchley, London, N2 9ED, United Kingdom
Str. Armeneasca 28/1, office 1, Chisinau MD-2012, Republic of Moldova, Europe
Printed at: see last page
ISBN: 978-620-8-28263-9

Copyright © Alexandra König
Copyright © 2024 Dodo Books Indian Ocean Ltd. and OmniScriptum S.R.L publishing group

Conteúdo

1 Resumo

Há muitos anos que o sistema de saúde austríaco regista uma escassez de prestadores de cuidados. Devido à evolução demográfica, o panorama para o futuro é alarmante. A atualização da previsão da necessidade de pessoal de enfermagem da Gesundheit Osterreich GmbH prevê uma necessidade adicional de cerca de 200.000 enfermeiros até 2050. Para manter as operações de enfermagem, muitos operadores de instalações de enfermagem estão a procurar a solução de integrar pessoal de enfermagem estrangeiro. Isto também se aplica à empresa onde trabalho como gestora de serviços de cuidados, com 30 instalações de cuidados prolongados na Áustria. A integração de prestadores de cuidados imigrantes acarreta uma série de desafios no quotidiano. Acima de tudo, as equipas de cuidados existentes em cada unidade de cuidados são confrontadas com uma série de tarefas adicionais para se familiarizarem com os novos colegas e integrá-los socialmente. O objetivo deste estudo era esclarecer a perspetiva do pessoal de enfermagem existente e responder às questões de como vivenciam o processo de integração, que desafios e recursos descrevem e que serviços de apoio esperam da gestão ou que consideram úteis. Para o efeito, recorreu-se a um estudo qualitativo transversal e a um desenho de caso, através da realização de 7 entrevistas semi-estruturadas com os actuais prestadores de cuidados do grupo de empresas, com e sem antecedentes migratórios. As declarações das entrevistas foram depois sujeitas a uma análise de conteúdo qualitativa e generalizadas. Os resultados mostram que os prestadores de cuidados existentes sofrem de stress devido à integração de prestadores de cuidados estrangeiros. Sobretudo nos domínios da comunicação, que não pode ser reduzida a competências linguísticas, da familiarização, da compreensão dos cuidados e das diferenças culturais, os prestadores de cuidados relatam situações difíceis. A causa desta situação é atribuída principalmente à falta de informação, que é da responsabilidade da direção. Muitos aspectos dos desafios encontrados são descritos na literatura e são citados conceitos e métodos para a integração bem sucedida de prestadores de cuidados estrangeiros. Pouca atenção é dada à perspetiva dos prestadores de cuidados existentes. Para melhorar o processo de integração, é necessário implementar um conceito de integração bem pensado e preparar bem tanto os prestadores de cuidados existentes como os estrangeiros. A gestão deve estar preparada para investir em recursos financeiros e de tempo, a fim de garantir a integração sustentável e bem sucedida dos novos prestadores de cuidados imigrantes.

Há muitos anos que se regista uma escassez de profissionais de saúde no sistema de saúde austríaco. Devido às tendências demográficas, está a surgir um quadro alarmante para o futuro. A atualização da previsão da procura de pessoal de enfermagem pela "Gesundheit Osterreich GmbH" prevê uma necessidade adicional de cerca de 200.000 prestadores de cuidados até ao ano 2050. Muitos operadores de instalações de cuidados seguem a abordagem de integrar profissionais de enfermagem estrangeiros para manter as operações de cuidados. É também o caso da empresa para a qual trabalho como gestora de enfermagem, com 30 centros de cuidados prolongados na Áustria. A integração de profissionais de saúde migrantes traz muitos desafios no quotidiano. Especialmente as equipas de enfermagem existentes nas unidades de cuidados individuais são confrontadas com uma série de tarefas adicionais de formação e integração social dos novos colegas. O presente estudo teve como objetivo iluminar a perspetiva dos profissionais de saúde existentes e responder a questões como a forma como vivenciam o processo de integração, que desafios e recursos descrevem e que apoio esperam da gestão ou consideram útil do seu ponto de vista. Foi aplicado um estudo transversal qualitativo e um desenho de caso, com a realização de 7 entrevistas semi-estruturadas a profissionais de saúde da Empresa, com e sem antecedentes migratórios. As declarações das entrevistas foram depois submetidas a uma análise de conteúdo qualitativa e generalizadas. Os resultados mostram que os actuais profissionais de saúde sentem o peso da integração de prestadores de cuidados estrangeiros. Os profissionais de saúde relatam situações difíceis, sobretudo nos domínios da comunicação, que não pode ser reduzida apenas às competências linguísticas, da formação, da compreensão dos cuidados e das diferenças culturais. A causa é principalmente atribuída à falta de informação, que é da responsabilidade da direção. A literatura descreve muitos aspectos dos desafios expressos no presente estudo e esboça conceitos e métodos para uma integração bem sucedida dos prestadores de cuidados estrangeiros. A perspetiva dos profissionais existentes é pouco considerada. Para melhorar o processo de integração, é necessário implementar um conceito de integração bem pensado e preparar bem os profissionais de saúde existentes e estrangeiros. A direção deve estar disposta a investir recursos financeiros e de tempo para garantir uma integração sustentável e bem sucedida dos novos prestadores de cuidados imigrantes.

2 Definição dos termos

Pandemia de COVID-19

Em dezembro de 2019, surgiu na China um novo coronavírus que se propagou rapidamente por todo o mundo e ceifou cerca de 6,5 milhões de vidas até ao final de 2022. (Janssens et al., 2022)

Dedutivo/dedução

O termo dedução significa derivar ou continuar e descreve o processo de derivação do conhecimento a partir da teoria, conduzindo do geral para o particular. (Feustel, 2021)

Demografia

O termo demografia descreve a ciência da população, que se centra nas inter-relações dos processos populacionais no que diz respeito ao desenvolvimento económico, societal e social. (Rohleder, 2012)

Discriminação

A discriminação é definida como um comportamento ou acções que intencionalmente menosprezam ou desfavorecem certos grupos sociais ou indivíduos pertencentes a esses grupos. (Hormel & Scherr, 2010)

Registo de profissionais de saúde

O registo das profissões de saúde serve para assegurar a garantia de qualidade e a segurança dos doentes e garante a rastreabilidade de quem está autorizado a exercer a profissão de cuidados de saúde e de enfermagem, bem como os serviços técnico-médicos no sistema de saúde austríaco. Para o efeito, foi aprovada em 27 de setembro de 2016 a lei relativa ao registo das profissões de cuidados de saúde. Desde 1 de julho de 2018, o exercício destas profissões está sujeito a inscrição no Registo das Profissões de Saúde. (Ministério dos Assuntos Sociais, 2024a)

Indutivo/indução

O termo indução significa provocar ou causar e descreve o processo de desenvolvimento de uma validade geral das observações com a ajuda da abstração e generalização de uma teoria. Conduz do particular para o geral. (Feustel, 2021)

Intercultural

O processo dinâmico de intercâmbio/interação entre culturas diferentes é descrito como intercultural. (Bonacker & Geiger, 2021)

Migração

A migração deriva da palavra latina *migrare*, que significa vaguear ou afastar-se. Esta definição geral não tem em conta factores temporais, espaciais ou pessoais. No passado, utilizava-se o termo "deambulação" ou "movimento migratório". A palavra *migração* tem origem em publicações da década de 1930. Atualmente, a migração é definida num contexto político e jurídico e descrita como uma mudança de residência ou a passagem de fronteiras, não sendo diferenciado o motivo da migração. (Hahn, 2023)

Multicultural

O multiculturalismo é descrito como o estado de muitas culturas que existem lado a lado sem interagirem umas com as outras. (Bonacker & Geiger, 2021)

Processo de nostrificação

A nostrificação é um procedimento de reconhecimento de um diploma escolar ou universitário obtido no estrangeiro para efeitos de exercício de uma profissão. (Ministério dos Assuntos Sociais, 2024b)

Pseudonimizar

A pseudonimização dos dados no processo de investigação visa limitar a atribuição de conjuntos de dados individuais a pessoas específicas ou torná-los controláveis. (Dewes, 2022)

Estereótipos

Estereótipo é a atribuição de determinadas caraterísticas a um grupo de pessoas. As caraterísticas e os comportamentos típicos são associados a esse grupo. (Winter & Sassenberg, 2022)

Transcrição/transcrição

O processo de anotar a palavra falada em entrevistas ou vídeos na análise de dados qualitativos é designado por transcrição. Constitui a base para a análise dos dados. (Mayer, 2022)

Validade

A validade da investigação permite avaliar a conceção do estudo e é classificada em validade interna e externa.

A validade interna permite concluir que a variável dependente é influenciada pela variável independente. Isto significa que a validade interna informa se são possíveis outras possibilidades para uma alteração na variável dependente para além da influência da variável independente.

A validade externa fornece informações sobre a relevância do estudo e para quem ou em que contexto os resultados da investigação podem ser generalizados. (Mayer, 2022)

3 Introdução

O objetivo deste trabalho é analisar mais de perto a perspetiva do pessoal de enfermagem existente sobre a integração do pessoal de enfermagem que imigrou do estrangeiro e apresentar as suas experiências, a fim de poder retirar delas benefícios práticos.
A escassez de pessoal de enfermagem qualificado é bem conhecida, mas tornou-se ainda mais dramática em resultado da pandemia de COVID-19. O resultado é o bloqueio de camas em unidades de internamento e de ambulatório, bem como uma diminuição da qualidade dos cuidados prestados aos doentes. Existem muitas medidas e soluções. Uma delas é a aquisição de pessoal de enfermagem do estrangeiro. O processo de integração de prestadores de cuidados estrangeiros coloca uma série de desafios às instituições, à gestão e às equipas. Muitos deles já foram considerados e estão descritos na literatura. Os problemas que o pessoal de enfermagem de origem estrangeira tem de ultrapassar já foram analisados numa série de estudos. As principais áreas problemáticas são a barreira linguística, a cultura, os casos de discriminação e o diferente sistema de formação no país de origem. Estas questões são abordadas em pormenor na literatura, tal como o processo complicado e moroso de reconhecimento das qualificações profissionais adquiridas no estrangeiro. A situação dos gestores e os desafios que enfrentam ao lidar com os prestadores de cuidados estrangeiros são bem ilustrados na literatura. Os esforços dos políticos e das instituições de saúde para manter na Áustria e na profissão os enfermeiros que imigraram do estrangeiro são claramente evidentes. Na prática, a familiarização e a integração do pessoal de enfermagem estrangeiro cria encargos, sobretudo para o pessoal de enfermagem existente, mas também desenvolvimentos positivos que ainda não foram incluídos nas considerações e na investigação.
As respostas às questões de investigação esclarecerão quais as medidas e os passos necessários para acelerar o processo de integração dos prestadores de cuidados que migraram do estrangeiro e para melhorar a qualidade da cooperação.
Os resultados foram obtidos através de entrevistas semi-estruturadas com pessoal de enfermagem da empresa em que a autora trabalha como diretora de enfermagem. Os participantes nas entrevistas foram recrutados de entre um total de cerca de 800 trabalhadores de enfermagem. Isto significa que os resultados são também muito significativos.
Na secção da literatura, a escassez de mão de obra qualificada e o recurso a pessoal de enfermagem estrangeiro foram descritos como uma solução. A integração e as áreas problemáticas que podem surgir no processo também foram descritas.
A parte empírica está dividida nas secções do método, dos resultados e da discussão. A secção dos métodos apresenta o objetivo do trabalho e as questões de investigação, bem como o método de entrevista de acordo com Witzel e a análise dos resultados de acordo com Mayring. O recrutamento dos participantes, o acesso ao terreno e a ética da investigação são também descritos na secção dos métodos. Os dados obtidos a partir das entrevistas são visualizados na secção de resultados. Na discussão, os resultados são comparados com as descrições da literatura.

1.1 Tendências demográficas e escassez de pessoal de enfermagem qualificado

Na Áustria, há muitos anos que se regista uma escassez de pessoal de enfermagem. Uma das principais razões é certamente a evolução demográfica. Devido à melhoria das condições de vida, a esperança de vida está a aumentar continuamente. (Bettig et al., 2012) A estrutura da população caracteriza-se por baixas taxas de natalidade e uma elevada esperança de vida. Apesar disso, a população total da Áustria tem vindo a aumentar de forma constante desde há décadas, o que se deve não só ao desenvolvimento do aumento da esperança de vida, mas também à imigração do estrangeiro. (Fent et al., 2019)

De acordo com a previsão das necessidades de pessoal de enfermagem para 2019 da Gesundheit Osterreich GmbH (GOG), a população total da Áustria irá crescer cerca de 6% até 2030. Deste total, 25 por cento serão constituídos por pessoas com 75 anos ou mais. Prevê-se ainda que o número de pessoas com idades compreendidas entre os 85 e os 89 anos aumente em 50%. Consequentemente, a necessidade de cuidados e a complexidade dos contextos de prestação de cuidados aumentam com a idade. (Rappold & Juraszovich, 2019)

Ao mesmo tempo, a necessidade de pessoal de enfermagem altamente qualificado está a aumentar e está a surgir um cenário futuro difícil à luz da pandemia de COVID-19, que exacerbou a escassez de pessoal de enfermagem. (Tahic, 2023)

Está a tornar-se cada vez mais difícil para os prestadores de cuidados assegurar um número e uma qualidade adequados de pessoal de enfermagem para cuidar dos doentes. Há uma enorme escassez de cuidados diários, agravada pelo facto de muitos prestadores de cuidados se irem reformar num futuro próximo. Em 2019, 1/3 dos prestadores de cuidados já tinham 50 anos ou mais, de acordo com o Registo de Profissionais de Saúde. Por outro lado, o número de jovens que entram na profissão de cuidados de saúde e de enfermagem está a diminuir. (Rappold & Juraszovich, 2019)

A fim de aumentar a atratividade e a profissionalização da formação do pessoal de saúde e de enfermagem de nível superior, esta foi elevada ao nível terciário e os grupos profissionais foram redefinidos com a alteração de 2016 ao GuKG. Apesar destas alterações, o número de licenciados em enfermagem estagnou. O número de pessoas que iniciam a formação em enfermagem está mesmo a diminuir. (Pleschberger & Holzweber, 2019)

Consequentemente, a lista de profissões em falta, publicada desde 2012 na Portaria dos Trabalhadores Qualificados do Ministério Federal do Trabalho, inclui também os cuidados de saúde e de enfermagem desde 2021. Todos os três grupos profissionais da Lei de Cuidados de Saúde e Enfermagem - *enfermeiros qualificados, assistentes de enfermagem e assistentes de cuidados* - estão listados. (Gleitsmann et al., 2022)

Existe também uma elevada proporção de trabalhadores a tempo parcial no sector dos cuidados. Na área dos cuidados continuados, já eram necessários 13 profissionais de enfermagem para preencher 10 postos de trabalho a tempo inteiro em 2017. (Rappold & Juraszovich, 2019)

Outro fator de influência fundamental é a elevada carga de trabalho no sector dos cuidados. Tanto o stress físico como o mental levam ao abandono precoce da profissão de enfermeiro antes da reforma. O índice do clima de trabalho do Ministério Federal dos Assuntos Sociais, Saúde, Cuidados e Proteção do Consumidor sobre as condições de trabalho nas profissões de enfermagem a partir de 2021 - no qual foram inquiridos 4.000 empregados do sector dos cuidados de saúde e de enfermagem - revelou pontos percentuais elevados nos cuidados de enfermagem e geriátricos, especialmente nas áreas da *pressão do tempo* e do *trabalho mentalmente stressante*, como mostra a Figura 1. (Schonherr, 2021)

Cargas	Cuidados de enfermagem	Cuidados a idosos	Cuidados com as pessoas com deficiência	Outros Profissões
Pressão do tempo	32%	32%	14%	22%
Trabalho mentalmente stressante	46%	38%	41%	11%
Alteração dos processos de trabalho	18%	18%	14%	10%
pressão de trabalho constante sem tempo para recuperar o fôlego	24%	23%	10%	15%
Acidentes e Risco de ferimentos	14%	10%	11%	11%

Figura 1: Carga de trabalho subjectiva nas profissões de cuidados. Trabalhadores que declararam sentir-se "muito" ou "razoavelmente" stressados nas áreas individuais. Fonte: Índice Austríaco do Clima Laboral, 2021.

Existem várias ideias para resolver o problema da falta de pessoal de enfermagem qualificado. Uma solução é a integração de pessoal de enfermagem estrangeiro. As possibilidades de integração de pessoal de enfermagem qualificado, bem como os desafios e oportunidades que se colocam, serão abordados mais pormenorizadamente no capítulo seguinte.

1.2 O recurso a prestadores de cuidados estrangeiros como solução

A escassez de pessoal de enfermagem descrita no capítulo 3.1 exige uma série de medidas para assegurar a continuidade dos cuidados prestados aos doentes e aos residentes nas estruturas de cuidados prolongados. Os responsáveis políticos e económicos reconheceram que o recrutamento de pessoal de enfermagem do estrangeiro é uma componente essencial para resolver o problema. (Bossle & Kunhardt, 2022) No entanto, a migração de prestadores de cuidados para a Áustria não é um fenómeno novo. A cidade de Viena recrutou enfermeiros qualificados sérvios já em 1967 e o orgulhoso número de 700 enfermeiros filipinos em 1974. (Lenhart, 2018)

3.2.1 Razões para a migração no sector da prestação de cuidados na Áustria

Com uma população total de cerca de 8,8 milhões de pessoas em 2020, 24,4 por cento já tinham origem migrante. As razões para o recrutamento de enfermeiros do estrangeiro prendem-se claramente com a falta de pessoal. As razões que levam os enfermeiros a emigrar para a Áustria devem-se principalmente às condições existentes nos seus países de origem. (Bachinger, 2009)

Existem os chamados *"factores de atração e de repulsão"* que motivam os enfermeiros de origem estrangeira a abandonar o seu país. Os factores de atração são

Estes são os factores de motivação que levam os prestadores de cuidados a emigrar para um país de destino atrativo. Os factores de pressão, por outro lado, são desencadeados negativamente e resultam de condições no seu próprio país que os levam a deixar o seu país de origem. (Kline, 2003)

Quadro 1: Factores de pressão e de atração. (Kline, 2003)

Factores de pressão	Factores de atração	Categoria
Sem desenvolvimento profissional	Boas oportunidades de desenvolvimento da carreira	Formação/Carreira
Exercício limitado das competências de enfermagem	Possibilidade de formação em competências de enfermagem	Formação/Carreira
Salário baixo, baixo nível de vida	Bom salário, elevado nível de vida	Eficiência económica
Risco pessoal elevado	Elevada segurança pessoal	Política/Social

O tema da migração é hoje mais importante do que nunca para o sector da prestação de cuidados. As crises mundiais, os desenvolvimentos sociais e políticos e a globalização estão a levar os enfermeiros a emigrar para países economicamente fortes. Por outro lado, é essencial para a Áustria e para as condições prevalecentes de escassez maciça de pessoal recrutar enfermeiros do estrangeiro. (Goldgruber et al., 2023)

Os prestadores de serviços de recrutamento e as agências de colocação desempenham um papel decisivo neste domínio. Para as entidades patronais, a contratação de agências de recrutamento para o recrutamento de enfermeiros estrangeiros é um grande alívio, porque as agências normalmente tratam de todos os passos necessários para a entrada e, posteriormente, para o início do trabalho. No entanto, as agências de recrutamento devem ser vistas de forma crítica, uma vez que sabem quais as qualidades que um trabalhador deve ter para ser atrativo para potenciais empregadores. Desta forma, a perceção e a imagem dos empregadores são especificamente moldadas pelas agências. (Bossle & Kunhardt, 2022)

De acordo com o relatório anual do GOG sobre o registo dos profissionais de saúde, a percentagem de enfermeiros de todos os grupos profissionais (DGKP, PFA, PA) que concluíram a sua formação no estrangeiro foi de 11%. (Holzweber et al., 2022)

Para recrutar enfermeiros do estrangeiro e empregá-los na Áustria, é necessário cumprir uma série de requisitos oficiais. A questão do reconhecimento profissional é, por conseguinte, abordada no capítulo seguinte.

3.2.2 Procedimentos de nostrificação e reconhecimento das qualificações profissionais estrangeiras em enfermagem

Para que os enfermeiros estrangeiros possam exercer a sua atividade profissional na Áustria, é necessário que a sua qualificação profissional seja reconhecida. O procedimento para o efeito está consagrado na diretiva europeia relativa ao reconhecimento das qualificações profissionais (2005/36/CE). Uma vez que os sistemas de formação nos vários países diferem, é também necessário verificar o conteúdo da qualificação profissional. Esta verificação serve para garantir a segurança dos prestadores de cuidados no sector dos cuidados agudos e extramuros. O procedimento de reconhecimento aplica-se aos enfermeiros dos Estados-Membros da UE, dos Estados signatários do EEE ou da Confederação Suíça. Todos os outros profissionais de enfermagem provenientes dos chamados países terceiros devem submeter-se a um processo de nostrificação. (Bachinger, 2009)

3.2.2.1 O procedimento de reconhecimento

Para que a qualificação profissional seja reconhecida, os enfermeiros devem provar que concluíram com êxito a sua formação em enfermagem através de um certificado (diploma, certificado, etc.). O reconhecimento da qualificação profissional também é possível para os enfermeiros de países terceiros, desde que já possuam uma carteira profissional num Estado da UE, num Estado contratante do EEE ou na Confederação Suíça e comprovem que exerceram a profissão reconhecida nesse Estado durante, pelo menos, 3 anos. Para além dos documentos pessoais, os enfermeiros requerentes devem apresentar um documento oficialmente certificado que confirme que a qualificação profissional adquirida no estrangeiro está em conformidade com a Diretiva relativa às qualificações profissionais 2005/36/CE. Além disso, é necessária uma confirmação do país de origem de que o exercício da profissão não foi temporária ou definitivamente proibido. (Ministério dos Assuntos Sociais, 2023)

As profissões de assistente de cuidados são igualmente obrigadas a anexar um currículo e referências. Todos os documentos a apresentar devem ser originais e requerem uma tradução autenticada para alemão. O pedido de reconhecimento da qualificação profissional é apresentado diretamente ao Ministério Federal dos Assuntos Sociais, da Saúde e da Defesa do Consumidor. (Ministério dos Assuntos Sociais, 2023)

3.2.2.2 O processo de nostrificação

Como já foi referido, a equivalência da formação no país de origem é verificada no âmbito do chamado processo de nostrificação dos enfermeiros de um país terceiro. Esta condição aplica-se ao pessoal qualificado dos sectores da saúde e da enfermagem.

Os enfermeiros devem candidatar-se às universidades de ciências aplicadas que ofereçam um curso superior adequado. No entanto, para as profissões de auxiliar de enfermagem, os pedidos devem ser apresentados ao respetivo governador de província. (Ministério dos Assuntos Sociais, 2023)

3.2.2.3 O cartão vermelho-branco-vermelho

O "cartão vermelho-branco-vermelho", introduzido em 2011 no âmbito da Lei de Alteração da Lei de Estrangeiros, facilita o acesso ao mercado de trabalho austríaco. Este cartão facilita o acesso ao mercado de trabalho austríaco a trabalhadores qualificados de profissões com escassez de mão de obra, caso já tenham um emprego. Os nacionais de países terceiros podem, assim, começar a trabalhar mesmo antes de o processo de nostrificação estar concluído. (Krings, 2013)

1.3 Áreas problemáticas na integração de prestadores de cuidados estrangeiros no serviço de cuidados

As equipas de prestação de cuidados com trabalhadores de diferentes origens são frequentemente encontradas no trabalho diário de prestação de cuidados. A heterogeneidade destes grupos cria uma série de desafios que têm de ser ultrapassados, mas também oportunidades que têm de ser aproveitadas. O problema da compreensão e das barreiras linguísticas é óbvio, mas há outros factores que devem ser tidos em conta. As diferentes culturas, valores e formas de comunicar também devem ser tidos em conta. (Bossle & Kunhardt, 2022)

A discriminação é uma questão particularmente sensível. O estudo *"Experiências de discriminação na Alemanha"* revelou que 26,4 por cento do pessoal de enfermagem foi confrontado com comportamentos e condutas discriminatórias. Muitas vezes, no contexto de antecedentes de carácter racial. (Stolle-Wahl & Reinhardt, 2022)

Este capítulo aborda as áreas problemáticas mais importantes que podem surgir da integração de profissionais de enfermagem estrangeiros.

3.3.1 Barreiras linguísticas e de comunicação

O conflito linguístico entre prestadores de cuidados com línguas maternas diferentes é um dos maiores obstáculos no trabalho quotidiano de prestação de cuidados e é exacerbado pelos diferentes dialectos existentes nos países. (Goldgruber et al., 2023)

A transmissão de informações em dialeto pode levar a mal-entendidos entre os prestadores de cuidados estrangeiros e, consequentemente, desencadear conflitos no seio da equipa. Em contrapartida, falar em alto alemão tem um efeito positivo na compreensão. (Bossle & Kunhardt, 2022)

A linguagem dialetal entre os membros da equipa, que os prestadores de cuidados de outras línguas maternas não conseguem acompanhar, conduz à insegurança e à exclusão. O medo e um sentimento de exclusão social podem surgir para o prestador de cuidados que não compreende a conversa. Pensamentos emergentes de que o conteúdo da conversa pode ser sobre eles levam à doença ou à raiva. Uma língua é constituída por mais do que apenas palavras e gramática. As caraterísticas linguísticas e culturais também afectam a comunicação, tal como o vocabulário e a estrutura das frases. O significado das palavras e o conteúdo da informação devem ser parafraseados e explicados para que os prestadores de cuidados com uma língua materna diferente possam compreender o que está a ser dito. A comunicação no seio da equipa de cuidados é um dos elementos mais importantes para garantir a qualidade dos cuidados de enfermagem. As medidas de cuidados são planeadas e executadas com base na compreensão da informação falada, do seu conteúdo e significado. Cada prestador de cuidados da equipa deve ser capaz de transmitir informações de enfermagem importantes oralmente e por escrito. (Ertl et al., 2022)

O trabalho com a documentação de enfermagem é um desafio especial para o pessoal de enfermagem estrangeiro. Escrever eventos e informações de enfermagem torna-se mais difícil se o vocabulário apropriado ainda não tiver sido desenvolvido. Este problema é agravado pela pressão de tempo que prevalece nos cuidados de enfermagem quotidianos. O pensamento interligado do conhecimento de enfermagem e da linguagem é particularmente evidente na redação de conteúdos técnicos, como a preparação do relatório de enfermagem. A elaboração de planos de cuidados no quotidiano é adequada para a sua prática. As expressões comuns utilizadas nas diferentes situações de cuidados devem ser explicadas aos prestadores de cuidados estrangeiros. Através da repetição constante, estas frases e termos podem ser posteriormente recordados e compreendidos por todos os profissionais de saúde. (Bossle & Kunhardt, 2022)

A documentação escrita é particularmente importante para evitar a perda de informação e para garantir que o funcionamento quotidiano de uma instituição de cuidados continuados decorra sem problemas. O relatório de cuidados tem um papel especial a desempenhar neste domínio. Os prestadores de cuidados que imigraram do estrangeiro estão sob pressão, porque, na prática, uma ortografia ou gramática incorrecta leva frequentemente a críticas dos colegas nacionais. Por vezes, tenta-se evitar estes erros pedindo aos colegas que os substituam. Outra estratégia é a utilização de frases padronizadas, o que significa que a informação escrita é incompleta e pouco significativa em termos de conteúdo. Além disso, é necessário incluir apenas a informação essencial no relatório de cuidados e mantê-lo breve. Este é também um desafio para os prestadores de cuidados austríacos, mas é ainda maior para os prestadores de cuidados de origem estrangeira.

Hurde. Uma orientação clara para a criação de documentação escrita sobre cuidados de saúde pode ser muito benéfica para uma equipa intercultural. Uma abordagem respeitosa e uma cultura de erro aberta no contexto da documentação reduzem as tensões e os mal-entendidos na equipa. (Ertl et al., 2022)

3.3.2 Diferenças culturais

Ao contrário da medicina, os cuidados de enfermagem na Europa são uma profissão marcada pela história e pela cultura. O acompanhamento e o apoio às pessoas idosas nas actividades da vida diária - comer e beber, deslocação, eliminação, lavar e vestir, comunicação, segurança - que constituem o centro das actividades de enfermagem na cultura de enfermagem austríaca, são muitas vezes considerados como actividades inferiores pelos profissionais de enfermagem que chegam do estrangeiro. Em muitos países, estes serviços são prestados por familiares e os cuidados são fortemente caracterizados por actividades médicas. (Zegelin, 2023)

Para utilizar os recursos de que dispõe uma equipa de prestadores de cuidados de várias culturas diferentes, é necessário conseguir uma abertura cultural. Sem uma orientação intercultural da empresa, são reforçados os preconceitos contra uma cultura, que são projectados nos prestadores de cuidados estrangeiros que pertencem a essa cultura. Os enfermeiros imigrantes estão assim expostos a estereótipos baseados nos preconceitos da sua cultura. (Bachinger, 2009)

No entanto, os empregadores também atribuem certas qualidades aos enfermeiros estrangeiros. Estes são considerados altamente qualificados devido à sua formação de nível superior. Uma vez que o potencial de ganho na Áustria é geralmente muito mais elevado do que no seu país de origem, os empregadores também acreditam que os enfermeiros migrantes estão mais motivados e mais dispostos a trabalhar horas extraordinárias. As caraterísticas atribuídas podem, por conseguinte, ter efeitos positivos e negativos. As situações de conflito a nível profissional ou organizacional que são transferidas para o nível cultural são problemáticas. A razão para este facto reside na excessiva atenção dada à cultura estrangeira numa base operacional. A verdadeira origem do conflito não é reconhecida. (Bossle, 2022)

As equipas de cuidados multiculturais tendem a excluir a heterogeneidade na equipa e a atribuir modelos e comportamentos idênticos a todos os membros. No entanto, isto também leva à exclusão de diferentes recursos, o que faz com que o pessoal de enfermagem estrangeiro se sinta sobrecarregado e discriminado porque as competências específicas que trazem consigo não podem ser utilizadas. Por conseguinte, é importante não só contrariar os preconceitos, mas também desenvolver a tolerância em relação a outras experiências e competências. (Bachinger, 2009)

3.3.3 A gestão

A liderança no sector da prestação de cuidados também se alterou nos últimos anos e décadas devido à evolução demográfica e estrutural. A gestão do pessoal de uma equipa multicultural é um desafio particular. Os gestores de enfermarias e de departamentos têm um papel especial a desempenhar no contacto direto com o pessoal de enfermagem. Os gestores enfrentam grandes obstáculos quando se familiarizam com novos colegas estrangeiros devido à falta de conhecimentos linguísticos. Têm de ser muito flexíveis e desviar-se das diretrizes estabelecidas, se necessário. Quando designam pessoal de enfermagem estrangeiro para a indução, os chefes de enfermaria e de departamento são cada vez mais criticados pelo pessoal de enfermagem existente na equipa, uma vez que também se sentem sobrecarregados com a situação. A liderança e a gestão de equipas multiculturais requerem competência intercultural para lidar com as diferentes atitudes em relação aos cuidados e à saúde e à doença. Não basta estruturar e organizar os cuidados de enfermagem quotidianos. Os diferentes comportamentos ao lidar com a dor, a morte ou o medo exigem uma reinterpretação no seio da equipa como um todo. (Angelovski, 2014)

Isto significa que a liderança deve orientar o comportamento dos membros da equipa para que se consiga uma abordagem uniforme em determinados contextos. Dois estilos de liderança são decisivos para a gestão de uma equipa. A liderança orientada para a tarefa, que serve para atingir objectivos, e a liderança orientada para o colaborador, que serve para manter a equipa com a sua componente social. Parece simples que o diretor de uma equipa multicultural se concentre na liderança orientada para a tarefa, aliviando assim a equipa da responsabilidade de moldar os seus próprios processos e facilitando os cuidados diários ao reduzir o potencial de conflito. No entanto, os conflitos ocorrem em todas as equipas e, como também existe uma norma específica para lidar e resolver conflitos na gestão orientada para as tarefas, pode presumir-se que os diferentes padrões de comportamento nas equipas multiculturais conduzirão a uma intensificação do respetivo conflito. Deve também ter-se em conta que a motivação diminui quando o pessoal de enfermagem deixa de poder contribuir para a organização do seu local de trabalho e as suas competências deixam de ser tidas em conta. É por isso que a liderança orientada para o trabalhador é essencial para as equipas multiculturais. Um gestor que demonstre abertura na comunicação e em relação a diferentes culturas pode influenciar diferentes comportamentos e atitudes e gerir melhor os processos da equipa. (Bachmann & Wolf, 2007)

Dado que o ensino de competências interculturais e multiculturais aos gestores de cuidados é um fator essencial para a integração bem sucedida dos novos trabalhadores estrangeiros, os operadores das estruturas de cuidados de longa duração são particularmente desafiados. Os gestores de cuidados básicos e intermédios devem ser preparados para os novos desafios em programas de formação contínua e avançada. (Angelovski, 2014)

3.3.4 Sistemas de formação nos países de origem dos enfermeiros migrantes

De acordo com a ficha informativa sobre factos e números do registo das profissões de saúde de 2022, um total de 11% dos enfermeiros registados na Áustria adquiriram a sua qualificação profissional no estrangeiro. 3 por cento deles num país terceiro. (Holzweber et al., 2022)

No currículo austríaco de cuidados de saúde e de enfermagem, os chamados cuidados básicos - ou seja, a orientação das actividades de enfermagem para as "actividades da vida diária" - constituem a base de todas as actividades de enfermagem. (Rottenhofer et al., 2003)

Isto inclui apoio compensatório para défices como lavar, vestir ou defecar. Em muitos países - incluindo as Filipinas, a Bósnia, a Sérvia e a Índia - estas actividades são realizadas por familiares e não são vistas como uma tarefa de cuidados. Consequentemente, estas actividades de cuidados não fazem parte da formação. (Herlach, 2021)

Uma vez que muitos dos enfermeiros que imigraram do estrangeiro nos chegam da região dos Balcãs e que os enfermeiros filipinos emigram para a Áustria para exercer a profissão de enfermeiro há décadas, os sistemas de formação destes dois países foram utilizados como exemplos neste estudo.

A formação em enfermagem nas Filipinas pode ser concluída tanto em universidades como em escolas de enfermagem privadas e culmina com uma licenciatura em enfermagem. Para além da área de enfermagem e medicina, fazem também parte do currículo disciplinas de educação geral, como a matemática e o inglês. Com 2106 horas de formação teórica e 1578 horas de formação prática, o número total de horas e sobretudo as horas práticas é inferior ao da Áustria, onde a lei estipula um total de 4600 horas - incluindo 2300 horas de formação prática. Durante os estudos, os estudantes de enfermagem têm a possibilidade de se especializar numa área (enfermagem hospitalar, enfermagem comunitária, cuidados paliativos, enfermagem escolar, enfermagem psiquiátrica, enfermagem geriátrica, enfermagem clínica). Embora os cuidados de base não estejam incluídos no programa de formação, é proposto um curso de 6 meses, denominado *"Cuidados II"*, que ensina as competências em matéria de cuidados de base. (Universidade de Ciências Aplicadas de Fulda, 2020b)

Na Bósnia e Herzegovina, a formação em enfermagem é ministrada após a escolaridade obrigatória nas escolas médicas secundárias, conhecidas como *escolas médicas de nível médio*. Durante os quatro anos de formação, são igualmente leccionadas disciplinas de educação geral, o que significa que o número de horas de formação teórica e de 990 horas de formação prática específica da profissão de enfermeiro é significativamente inferior ao da Áustria, que é de 891 horas. O estágio só é efectuado após a formação e tem a duração de apenas 6 meses. Em seguida, existe a possibilidade de obter um diploma de bacharelato em várias universidades. Uma vez que não existe diferença no nível de responsabilidade entre os licenciados *em medicina de nível médio* e os enfermeiros com formação académica na vida profissional quotidiana, apenas 1% dos enfermeiros bósnios possui um diploma de bacharelato. Os cuidados básicos de enfermagem também não estão incluídos no conteúdo da formação na Bósnia e

Herzegovina. Tal como nas Filipinas, estes cuidados são prestados pelos familiares dos prestadores de cuidados. (HochschuleFulda, 2020a) Os enfermeiros destes países que emigram para a Áustria para exercer a profissão de enfermagem são inicialmente confrontados com a tarefa pouco familiar dos cuidados básicos. Isto resulta em problemas de compreensão básica dos cuidados entre os enfermeiros que concluíram a sua formação na Áustria e os enfermeiros imigrantes.

1.4 O défice de investigação

Os resultados dos dados empíricos descritos na literatura destacam principalmente os desafios da perspetiva dos prestadores de cuidados migrantes. Além disso, são apresentados os problemas que podem surgir na cooperação e na equipa. São também tidas em conta estratégias de solução e experiências de projectos-piloto que visam melhorar a integração. Embora o pessoal de enfermagem existente desempenhe um papel essencial na familiarização e integração social na equipa, os dados empíricos sobre as suas experiências são muito limitados. Devido ao aumento da aquisição de pessoal de enfermagem estrangeiro, é necessário efetuar estudos sobre o apoio de que o pessoal de enfermagem existente necessita durante a familiarização e a integração. O estudo das opiniões do pessoal de enfermagem existente e das suas experiências no contexto da comunicação, dos diferentes comportamentos e atitudes culturalmente determinados pode constituir um recurso para o desenvolvimento de uma nova cultura.

melhoria do processo de integração. Os dados recolhidos foram utilizados para analisar desafios, mal-entendidos e barreiras e, subsequentemente, desenvolver estratégias para os contrariar. O preenchimento da lacuna de investigação deverá ajudar a melhorar a qualidade do processo de integração, também no que respeita aos cuidados prestados aos residentes. Foi utilizado um caso típico para investigar o tema desta tese.

4 Questão e objetivo da investigação

Este trabalho tenta apresentar a perspetiva do pessoal de enfermagem existente, as suas experiências e as suas vivências sobre a integração do pessoal de enfermagem que imigrou do estrangeiro no serviço de enfermagem.

Isto dá origem às seguintes questões de investigação:

- Como é que o pessoal de enfermagem existente vivencia a integração do novo pessoal de enfermagem estrangeiro nos estabelecimentos de cuidados prolongados?
- Que desafios e recursos descreve o pessoal de enfermagem existente durante a familiarização e a integração?
- Que serviços de apoio podem ser prestados pelos gestores na perspetiva dos actuais prestadores de cuidados e que medidas são necessárias para melhorar a qualidade da cooperação e acelerar o processo de integração?

Os resultados da recolha de dados devem ser utilizados para gerar medidas específicas que simplifiquem a familiarização do pessoal de enfermagem estrangeiro com o pessoal de enfermagem existente e, subsequentemente, melhorem a qualidade dos cuidados prestados aos residentes. O objetivo de investigação da tese é criar medidas específicas para melhorar o processo de integração e aumentar a qualidade da cooperação entre as equipas, utilizando as soluções e os recursos na perspetiva do pessoal de enfermagem existente.

1.1 Conceção e método da investigação

Uma vez que a perspetiva subjectiva dos prestadores de cuidados existentes e a sua experiência de acolhimento de novos prestadores de cuidados provenientes do estrangeiro constituem o foco deste trabalho, optou-se por uma abordagem qualitativa. O processo de investigação qualitativa caracteriza-se por não limitar a investigação a um método, mas por permanecer flexível, utilizando uma vasta gama de métodos para atingir o objetivo da investigação. É essencial que a escolha do método de investigação seja adaptada ao objeto de estudo. A investigação qualitativa está orientada para os acontecimentos quotidianos e para o conhecimento quotidiano das pessoas. A tónica é colocada nas experiências e na realidade subjectiva, que se caracteriza pela vida quotidiana. O princípio orientador da investigação qualitativa é a consideração de afirmações e acções no contexto do seu ambiente e condições de enquadramento, tendo em conta as perspectivas das pessoas envolvidas. Um pré-requisito básico é a reflexividade do investigador para estar consciente do seu papel no processo de investigação e do facto de estar a interagir com o objeto de investigação. A compreensão é o princípio epistemológico da investigação qualitativa, a fim de desenvolver uma compreensão das perspectivas subjectivas e dos aspectos sociais. O investigador deve estar disposto a aceitar novas perspectivas e informações de acordo com o princípio da abertura. O ponto de partida é a análise de casos, que permite desenvolver uma compreensão mais profunda de um caso específico ou de um número limitado de casos e permite uma construção da realidade como base. Isto significa que a realidade não é objetiva e é construída pelas pessoas através da perceção e da interpretação. A investigação qualitativa como ciência textual refere-se à recolha de dados sob a forma de texto. A análise destes dados, provenientes de entrevistas, textos escritos, discussões, etc., representa o centro do trabalho de investigação e fornece uma visão das realidades subjectivas das pessoas. A descoberta e a teorização são o objetivo claro da investigação qualitativa, a fim de obter novos conhecimentos que possam servir de base a outras investigações. (Flick et al., 2009)

1.2 Conceção do estudo

Para a conceção do estudo, optou-se por um estudo transversal qualitativo e uma conceção de caso. Mayer (2022) descreve o "*sistema limitado*", ou seja, um sistema limitado e fechado, como um dos principais critérios para um estudo de caso qualitativo. O estudo foi realizado numa organização patrocinadora que oferece cuidados de longa duração, representando assim o *sistema limitado*. (Mayer, 2022)
A organização tem 30 locais de trabalho com cerca de 800 trabalhadores. A escassez de trabalhadores qualificados nas unidades de cuidados é também uma ocorrência quotidiana nesta empresa, e a aquisição de novos profissionais de cuidados está a revelar-se extremamente difícil. Por esta razão, a direção está a recrutar pessoal de enfermagem no estrangeiro através de várias agências de recrutamento. O foco principal é o recrutamento de novos funcionários da Eslovénia e da Croácia. A fim de utilizar ainda mais canais de recrutamento, a empresa começou também a recrutar especialistas de países terceiros, como a Bósnia-Herzegovina, a Tunísia, as Filipinas e a Colômbia. Aquando da familiarização dos novos funcionários da

A chegada de pessoal de enfermagem do estrangeiro coloca desafios que o pessoal de enfermagem existente descreve como um fardo particular. Este fardo é o fenómeno a analisar no estudo.

No entanto, o estudo de caso qualitativo serve não só para descrever um fenómeno, mas também para desenvolver uma compreensão mais profunda e holística, a fim de poder verificar ou gerar teorias. Para isso, o fenómeno deve ser sempre analisado no contexto de todos os factores que o influenciam, o mundo da vida. (Mayer, 2022) Isto permite ver as coisas de diferentes perspectivas. Por esta razão, as entrevistas desta tese foram realizadas com prestadores de cuidados de diferentes locais e grupos profissionais.

1.3 Acesso ao terreno, recrutamento e amostragem

Tal como referido no capítulo 5.1, o campo de investigação foi limitado às instalações de cuidados de uma empresa na Áustria. O acesso ao campo foi feito hierarquicamente através da direção.

Para o recrutamento, foi enviada aos diretores dos lares de idosos uma carta de informação descrevendo os antecedentes e o objetivo deste trabalho, bem como um formulário de consentimento. Estes informaram o pessoal de enfermagem da sua própria organização, que pôde contactar o investigador numa base voluntária. As questões em aberto foram esclarecidas por telefone com os prestadores de cuidados interessados e as entrevistas foram marcadas. O estudo limita-se aos estabelecimentos de cuidados de longa duração e ao seu pessoal de enfermagem que presta cuidados de enfermagem básicos e que, no seu trabalho quotidiano, se vê confrontado com a familiarização e a cooperação com o novo pessoal de enfermagem estrangeiro. A amostragem foi, portanto, selectiva e baseada em critérios. Foram definidos os seguintes critérios de inclusão e exclusão para os participantes:

Tabela 2: Critérios de inclusão e exclusão para participação no estudo. (apresentação própria).

Critérios de inclusão	**Critérios de exclusão**
Prestadores de cuidados qualificados	Executivos
Assistentes de enfermagem	Empregados de empresas de locação financeira de pessoal
Com e sem antecedentes de migração	Alunos e estudantes de escolas
Tempo de serviço 1 ano ou mais	Empregados do sector dos cuidados domésticos
Pelo menos 5 anos de experiência profissional no sector da saúde e da enfermagem na Europa Oriental	

Para o estudo, pareceu particularmente interessante recolher também os pontos de vista dos actuais prestadores de cuidados com antecedentes migratórios, que desempenharam eles próprios o papel de prestadores de cuidados recém-chegados e que, por conseguinte, conhecem ambas as perspectivas do processo de integração. Ao selecionar a amostra, tentou-se recrutar uma amostra tão ampla quanto possível, no sentido de uma *amostragem teórica*. Os participantes foram selecionados de diferentes locais, a fim de incluir diferentes perspectivas. Ao selecionar os entrevistados, tentou-se recrutar mais entrevistados com base nos resultados iniciais das entrevistas, a fim de obter novos conhecimentos.

1.4 Método de recolha de dados

Para recolher os dados, foram realizadas entrevistas individuais semi-estruturadas, baseadas em diretrizes e centradas nos problemas, de acordo com Witzel.

O conceito de centralização no problema descreve um problema ou fenómeno específico que é percebido e investigado pelo investigador. Isto implica a pesquisa do conhecimento de base e a sua sistematização a partir da literatura existente. Outra parte essencial do estudo é a recolha e a integração das experiências dos peritos sob a forma de entrevistas. O guião da entrevista, no qual os tópicos do estudo foram sistematicamente formulados em perguntas, serve para orientar o investigador. No entanto, a entrevista centra-se no desenrolar da conversa com o perito entrevistado. Isto permite ao investigador fazer perguntas específicas de acompanhamento que servem o interesse cognitivo do sujeito da investigação. (Witzel, 1985)

Com base nos conhecimentos existentes e na experiência do autor, bem como nas questões de investigação, foi criado um guião de entrevista com um total de 21 questões e subquestões para as entrevistas. Foi realizado um total de sete entrevistas no período de janeiro de 2024 a fevereiro de 2024. Seis entrevistas puderam ser realizadas pessoalmente, uma teve de ser realizada virtualmente através de equipas de EM devido à grande distância. Três dos participantes são enfermeiros qualificados, quatro têm a qualificação de assistente de enfermagem, dois dos quais são eles próprios oriundos da imigração. As entrevistas foram realizadas nas unidades de cuidados de saúde onde os parceiros da entrevista trabalham, numa sala sem perturbações fornecida pela direção do respetivo serviço de cuidados. A maioria das entrevistas durou entre 30 e 45 minutos.

1.5 Gestão e proteção de dados

As entrevistas foram transcritas utilizando um sistema de transcrição de conteúdo semântico. (Dresing & Pehl, 2015)
Os dados foram depois pseudonimizados, ou seja, os nomes e outras caraterísticas de identificação foram substituídos por códigos e subsequentemente armazenados num local seguro para proteção contra o acesso não autorizado. As declarações de consentimento foram também armazenadas num local separado e seguro.

1.6 Analisar os dados

As entrevistas transcritas e pseudonimizadas e os dados resultantes foram analisados utilizando a análise de conteúdo qualitativa de acordo com Mayring (2022). A análise de conteúdo é um procedimento redutor a um nível manifesto em que os dados são estruturados sistematicamente e reduzidos a afirmações relevantes para o conteúdo. (Mayring, 2022)
Para o efeito, as categorias dedutivas - que se baseiam nas questões de investigação e nos resultados da literatura - foram formadas de acordo com as 7 fases da análise de conteúdo qualitativa estruturante de Kukartz (2018). As categorias indutivas foram complementadas no decurso do processo de análise e os dados já analisados foram posteriormente submetidos a um segundo processo de codificação. (Kuckartz, 2018)
O processo de codificação foi efectuado com o apoio de software, utilizando o programa MAXQDA. Seguindo o modelo de processo de Mayring (2022), a categorização foi seguida de paráfrase, generalização e redução dos dados, de modo a poder resumi-los de acordo com a área temática. (Mayring, 2022)

1.7 Bons critérios e justificação da validade

Para garantir a qualidade, a validade e a fiabilidade da investigação social qualitativa, é muito importante um trabalho de investigação baseado em bons critérios.
De acordo com Mayring (2016), são aplicados seis critérios de qualidade específicos do método, com base nos quais os resultados da investigação podem ser verificados quanto à sua adequação. A importância da **documentação processual** é descrita para que o processo de investigação seja compreensível para todos. Os passos do processo de investigação estão também documentados neste trabalho com a carta de informação, a declaração de consentimento, as entrevistas gravadas e a sua transcrição e os protocolos de análise. **As interpretações** dos dados resultantes da análise são compreensíveis e fundamentadas **com a validação argumentativa da interpretação**. Os passos da interpretação derivada podem ser vistos nos protocolos de análise. Para além disso, as análises e os dados foram discutidos com o orientador da tese, o Dr.
Simon Krutter, muito experiente em matéria de investigação qualitativa, foi abordado. Para assegurar uma recolha sistemática de dados e um tratamento sistemático dos mesmos, é essencial que o procedimento **seja orientado por regras** sem, no entanto, ter de excluir a abertura em relação ao tema. Todas as etapas do procedimento de análise foram efectuadas de acordo com a metodologia de análise de conteúdo qualitativa segundo Mayring (2022) e os dados foram analisados uniformemente de acordo com este procedimento. Uma vez que a apropriação do objeto é o princípio orientador da investigação qualitativa, **a proximidade do objeto**

é uma componente essencial. A investigação decorre o mais próximo possível do mundo da vida dos investigados - o campo. O trabalho da autora como gestora de serviços de cuidados na empresa e o facto de as entrevistas terem sido realizadas no contexto profissional dos participantes garantem a proximidade com o objeto da investigação. A fim de reforçar a qualidade da investigação, recorre-se à **triangulação** através da realização de várias análises. Isto implica também a combinação de diferentes fontes de dados e a aplicação de vários métodos. Os dados das diferentes entrevistas foram reunidos e analisados. Além disso, os dados que já tinham sido avaliados foram sujeitos a novas análises após a formação de categorias indutivas que surgiram durante a categorização. Por fim, **a validação comunicativa** foi utilizada para validar os resultados da investigação. Os resultados são apresentados aos entrevistados e, se estes se reconhecerem neles, esta é uma caraterística essencial para validar os resultados da investigação. O objetivo não é a concordância total, mas a avaliação dos pontos fortes e fracos do trabalho de investigação. O trabalho é posto à disposição dos participantes para visualização e os resultados para discussão. (Mayring, 2016)

1.8 Reflexão ética

Uma vez que o estudo era um inquérito, a participação era voluntária e os participantes não constituíam um grupo de pessoas vulneráveis, não foi observado qualquer voto ético. Todos os aspectos éticos e de proteção de dados foram discutidos com o supervisor do autor, Dr. Simon Krutter. Como já foi referido, o acesso ao terreno foi feito hierarquicamente através da direção da organização, que concedeu autorização para a realização do estudo. Foi também obtida a aprovação da comissão de trabalhadores e do diretor do departamento de recursos humanos. Os participantes tiveram conhecimento do estudo através da direção do serviço de enfermagem da unidade de cuidados em que trabalham. Se estivessem interessados, recebiam a carta de informação e o formulário de consentimento. A carta de informação sublinhava explicitamente o carácter voluntário da participação, a

a proteção dos dados e a anonimização dos mesmos. A possibilidade de cancelar a participação em qualquer altura é também mencionada na carta de informação. Os interessados receberam os dados de contacto do investigador para esclarecer quaisquer questões em aberto e, caso tivessem decidido participar, para marcar as entrevistas. Antes das entrevistas, todos os participantes foram novamente informados sobre o procedimento. Todas as questões em aberto foram respondidas. Todas as partes interessadas decidiram participar. Os formulários de consentimento foram redigidos em duplicado e assinados pelos participantes e pelo investigador.

5 resultados

Este capítulo resume os resultados das entrevistas. Como já foi referido, foram efectuadas 7 entrevistas a prestadores de cuidados do grupo da empresa. Também foram recrutados para o inquérito dois prestadores de cuidados oriundos da imigração, que entraram para o serviço de cuidados na Áustria há alguns anos.

Quadro 3 Descrição da amostra

Género	1 cuidador do sexo masculino	6 mulheres prestadoras de cuidados
Idade média	41,14 anos (28 a 63 anos)	
Qualificação	3 prestadores de cuidados qualificados	4 assistentes de cuidados
Origem	5 da Áustria	2 com um historial de migração
Experiência profissional	5 a 15 anos	
Afiliação da empresa	2 a 15 anos	

Para além dos principais desafios que surgem no processo de integração, foram também reconhecidos muitos recursos e mudanças positivas. Os resultados estão listados de acordo com as categorias da análise das entrevistas. Algumas categorias foram previamente formadas de forma dedutiva e alargadas para incluir categorias indutivas que emergiram do processo de análise. As categorias são utilizadas em primeiro lugar para descrever a opinião geral dos entrevistados sobre a abordagem da solução de integrar pessoal de enfermagem internacional para a escassez de mão de obra qualificada. Segue-se uma avaliação do entendimento contrastante dos enfermeiros imigrantes sobre os cuidados relacionados com a formação. Na secção seguinte, as áreas profissionais da qualidade, da assunção de responsabilidades e da

processo de familiarização. Para além dos aspectos técnicos, a interação social e a experiência subjectiva do pessoal de enfermagem entrevistado são a parte mais importante dos resultados. Aqui, a comunicação e o trabalho em equipa, a integração social e a cultura são considerados particularmente difíceis. A última parte trata da liderança, da forma como os peritos a experienciam no processo de integração e das expectativas que têm em relação aos gestores. Também analisa a abordagem orientada para os recursos, que consiste em aliviar os encargos através da integração de prestadores de cuidados estrangeiros.

Quadro 4: Categorias principais e subcategorias da análise de dados

Categorias principais	**Subcategorias**
A integração como solução	
	Preparação para o domínio de atividade
Qualidade profissional	
Assunção de responsabilidades	
Equipa	
	Empatia
	Cooperação
	Coesão
	Trabalho suplementar devido ao stress

A integração como um alívio	
	Vantagens através da integração
Familiarização	
	Prontidão operacional
	Período de familiarização
	Vontade de aprender
Integração social	
	Vontade de integração
	Diferenças de género
Educação	
	Documentação de cuidados
	Diferenças
Orientação	
Cultura	
	Reacções dos residentes
	Lidar com os residentes
	Comportamento
Comunicação	
	Informações para os actuais trabalhadores
	Língua

5.1 A integração de pessoal de enfermagem estrangeiro como solução para a escassez de pessoal de enfermagem qualificado

Muitos dos participantes na entrevista vêem de forma positiva o recrutamento de pessoal de enfermagem estrangeiro para contrariar a situação tensa em termos de pessoal. No entanto, esta não é uma solução geral para a escassez de prestadores de cuidados na Áustria. O facto de os enfermeiros imigrantes serem contratados a uma taxa de 100% é visto como uma vantagem devido à crescente pressão de trabalho. No entanto, todos os enfermeiros inquiridos criticaram a preparação inadequada dos prestadores de cuidados imigrantes e o processo de integração imaturo. Em particular, foi criticada a preparação dos prestadores de cuidados estrangeiros para a área da enfermagem na Áustria, a falta de competências linguísticas e a diferente compreensão da enfermagem. Dois dos entrevistados foram bastante críticos em relação à afetação dos prestadores de cuidados estrangeiros e consideraram que existem falhas, especialmente na política. Um dos prestadores de cuidados entrevistados salientou que o problema da escassez de trabalhadores qualificados é conhecido há décadas e que nada foi feito para o resolver ou foi mesmo deliberadamente controlado. A situação dos prestadores de cuidados imigrantes também foi criticada. O recrutamento de prestadores de cuidados estrangeiros que têm de abandonar o seu país de origem e deixar as suas famílias por várias razões foi descrito como exploração.

"Estão a ser explorados. Eles têm de ir para o estrangeiro, tal como as pessoas que cuidam deles. Não acho piada quando têm de ir para lá durante dois meses e deixam as crianças sozinhas. Nem sequer pedem o núcleo r...." (IB, segmento3)

Os enfermeiros entrevistados consideram que as soluções para a escassez de trabalhadores qualificados passam por tornar a profissão de enfermeiro mais atractiva, com melhores salários, a expansão dos cuidados ambulatórios e um maior apoio aos familiares prestadores de cuidados.

5.2 A compreensão contrastante dos cuidados de enfermagem entre os profissionais de enfermagem estrangeiros

A área de responsabilidade no país de origem dos prestadores de cuidados estrangeiros é geralmente diferente da da Áustria. Na sua qualificação como enfermeiros qualificados, trabalharam principalmente no domínio médico-terapêutico. Nos cuidados de enfermagem quotidianos, os enfermeiros entrevistados apercebem-se do elevado nível de competência dos enfermeiros imigrantes nesta área, mas sublinham a falta de competência nos cuidados básicos.

"Sei que se calhar eram licenciados, ou não sei. Se calhar não estavam em enfermagem? Mas nós agora estamos em enfermagem, não estamos lá como licenciados com medicação e tudo." (IA, segmento 2)

Na Áustria, especialmente nos cuidados de longa duração, o trabalho nos cuidados básicos de enfermagem é uma parte essencial do trabalho. Para além disso, existe o conceito de cuidados holísticos e centrados na pessoa, que é uma abordagem nova e pouco familiar para os enfermeiros imigrantes. A compreensão dos cuidados difere muito da dos actuais prestadores de cuidados, que se concentram nos cuidados holísticos dos residentes no seu trabalho. Os especialistas descrevem que a compreensão do conteúdo dos cuidados centrados na pessoa é particularmente difícil devido aos défices linguísticos. Os prestadores de cuidados entrevistados sabem agora que em muitos países, como as Filipinas ou a Tunísia, os cuidados básicos são prestados pelos familiares próximos da pessoa que está a ser cuidada. Por isso, consideram particularmente importante informar os prestadores de cuidados estrangeiros sobre a área dos cuidados na Áustria, para que os prestadores de cuidados migrantes saibam o que esperar. Os enfermeiros entrevistados criticaram o facto de não terem recebido qualquer informação prévia sobre o conteúdo da formação e o domínio de atividade dos seus novos colegas estrangeiros.

"E também não sei como é que eles gerem os cuidados aos idosos. Não faço ideia se há alguma coisa ou qualquer outra coisa. Ou presumo que são cuidados pela família, como nós éramos há 30 ou 40 anos." (IB, Segmento 7)

Afirmaram que tinham assumido que os enfermeiros imigrantes tinham as mesmas competências que os enfermeiros austríacos devido à classificação das suas qualificações. Os entrevistados consideram que a informação sobre o conteúdo da formação é extremamente importante para poderem abordar as competências de enfermagem em falta, em particular durante a indução. Os entrevistados descreveram a impossibilidade de obter esta informação diretamente dos enfermeiros imigrantes durante a fase de indução devido à barreira linguística. Em conversas posteriores com os novos colegas imigrantes sobre a sua formação no seu país de origem, os enfermeiros entrevistados conseguiram identificar diferenças significativas na formação em enfermagem.

Um dos prestadores de cuidados entrevistados afirmou ser da opinião de que os prestadores de cuidados imigrantes carecem de experiência prática. Isto é particularmente difícil em situações de emergência e sublinhou a necessidade de medidas de formação na área dos cuidados de emergência, porque também há diferenças na formação aqui em comparação com o país de origem.

Os entrevistados descreveram o recurso a prestadores de cuidados oriundos da imigração e que completaram a sua formação em enfermagem na Áustria como uma vantagem devido ao seu conhecimento dos sistemas de saúde e de enfermagem de ambos os países.
Todos os prestadores de cuidados inquiridos identificaram défices importantes no que respeita à documentação dos cuidados. Afirmaram que os prestadores de cuidados estrangeiros não compreendem o significado da documentação relativa aos cuidados, uma vez que esta não está relacionada com parâmetros médicos. Devido a esta falta de compreensão, os entrevistados têm a impressão de que os colegas imigrantes não se concentraram na documentação dos cuidados quando se familiarizaram com ela. No entanto, consideram que é particularmente importante transmitir este conhecimento e experiência, uma vez que a documentação dos cuidados não faz parte da formação nos países de origem. No trabalho quotidiano de prestação de cuidados, os peritos constatam que a documentação dos prestadores de cuidados estrangeiros é insuficiente. Estes fazem menos registos no relatório de cuidados do que os seus colegas austríacos, o que significa que já não é possível acompanhar a evolução dos cuidados prestados aos residentes. Além disso, criticam o facto de algumas entradas no relatório de cuidados não serem formuladas de forma clara devido à falta de conhecimentos da língua alemã.
"Sim, é muito importante. Para poder trabalhar bem com os residentes e, como já disse, responder às suas necessidades. E, claro, também seria bom se conseguisse redigir a documentação dos cuidados por escrito. (risos) Porque muitas vezes é um verdadeiro jogo de adivinhação. O que é que ela quer dizer agora? O que é que diz agora?". (IF, segmento 18)
Os entrevistados criticaram a falta de documentação dos problemas de saúde dos residentes e a avaliação das intervenções efectuadas. Um dos prestadores de cuidados entrevistados afirmou que as quedas não eram documentadas corretamente pelos prestadores de cuidados migrantes. Para resolver o problema da documentação inadequada dos cuidados, citou o apoio conjunto da equipa de cuidados existente, a fim de aumentar os conhecimentos dos prestadores de cuidados estrangeiros nesta matéria.

5.3 Avaliar a qualidade profissional dos prestadores de cuidados migrantes

Na área dos cuidados médico-terapêuticos, muitos dos entrevistados não reconheceram quaisquer défices no pessoal de enfermagem imigrante. Um dos entrevistados afirmou não reconhecer qualquer competência em termos de qualificações. Outro salientou a necessidade de controlo na aplicação de pomadas e na administração de medicamentos. No que diz respeito aos cuidados básicos de enfermagem, todos eles afirmaram que os prestadores de cuidados estrangeiros tinham poucas competências. Isto também se reflecte nas declarações feitas nas entrevistas sobre a falta de transferência de informações relevantes para os cuidados. Não são transmitidas informações importantes, tanto nos cuidados quotidianos como nas transferências. No que diz respeito à transferência das tarefas do turno da noite para os novos colegas estrangeiros, um dos entrevistados afirmou que é particularmente frequente mencionar se os residentes dormiram, mas que não

há outras informações.
Na área da documentação dos cuidados, como já foi referido no Capítulo 5.2, todos os prestadores de cuidados entrevistados sublinharam a falta de competência dos prestadores de cuidados imigrantes. Em todas as entrevistas foram referidos défices graves nos cuidados básicos de enfermagem e de higiene.
"... ela faz com o mesmo lava-sol, o que fez com o OI, porque ela limpou com o OI, ela barbeia-os com a boca à volta uns dos outros.
área íntima, então terá de levar uma segunda injeção consigo". (IB, Segmento 11)
Foi também criticado o facto de os prestadores de cuidados estrangeiros dedicarem muito pouco tempo aos cuidados básicos, por não os considerarem importantes. Um dos entrevistados afirmou que não conseguia identificar quaisquer diferenças na qualidade dos cuidados básicos entre os prestadores de cuidados austríacos e os migrantes. Outro entrevistado considerou que o problema de transmitir a falta de conhecimentos especializados em cuidados básicos se deve à falta de recursos de tempo para a formação.
A comunicação insuficiente com os residentes foi um teor consistente das entrevistas sobre a questão da qualidade profissional. No entanto, no que diz respeito à comunicação, um dos peritos sublinhou a vantagem do multilinguismo devido ao número crescente de residentes com antecedentes migratórios.
"Penso que é bom que haja cada vez mais residentes estrangeiros. Porque eu tinha uma residente que só percebia bósnio. E como prestadora de cuidados, é difícil para mim ir lá e interpretar o que ela quer... Por isso, foi muito bom ter um colega na equipa que falava a língua...." (IF, Segmento 20)
No caso de queixas de saúde, tais como dores reclamadas pelos residentes, um dos prestadores de cuidados entrevistados afirmou que os seus colegas estrangeiros não reagem a esta situação e confiam nos prestadores de cuidados existentes para intervir.
Nos cuidados de emergência, foi uniformemente expresso que o conhecimento profissional - especialmente no tratamento de quedas - dos prestadores de cuidados imigrantes era bom a este respeito. Um dos entrevistados disse que isso seria de esperar de um enfermeiro qualificado, independentemente da sua origem.
Duas entrevistas revelaram que a gestão de um centro de cuidados com prestadores de cuidados migrantes é concebível e viável. Para um prestador de cuidados, as componentes de competência profissional e de humanidade são um pré-requisito. O segundo perito sublinhou esta possibilidade, mas salientou que os cuidados são reduzidos a actividades essenciais.

5.4 Assumir responsabilidades na prestação de cuidados

Todos os entrevistados criticaram particularmente o facto de o pessoal de cuidados estrangeiro não reagir às queixas de saúde dos residentes, como as queixas de dor. Não intervêm de forma alguma e não transmitem o problema ao enfermeiro qualificado. Por exemplo, uma das entrevistadas referiu que, na qualidade de prestadora de cuidados diplomada do serviço principal, por vezes não recebe qualquer reação dos seus colegas estrangeiros relativamente às quedas sofridas pelos residentes. Quando chama a atenção do funcionário estrangeiro responsável para este facto, este recebe a resposta de que a queda não teve consequências graves. No entanto, a enfermeira qualificada entrevistada sublinhou que este comportamento varia consoante a origem dos colegas estrangeiros.

"Despenhou-se ou algo do género, que só relataram à noite, voou uma vez durante o dia e não aconteceu nada e no dia seguinte houve um abanão, estava azul e a chiar. Portanto, é isso que estou a dizer, não há uma mensagem idiota. Não se pode aplicar a toda a gente, há casos individuais em que isso aconteceu. Muitas pessoas dizem que somos nós que o fazemos, que sabemos o que fazer. De qualquer forma, o que acontece não é grave. Mas é importante como licenciado, o feedback". (GI, Segmento14)

"Neste caso, de origem bósnia, creio que bósnia. Isso já aconteceu algumas vezes. Por outro lado, nunca tive essa experiência com origem tunisina". (IG, segmento 16)

Os entrevistados afirmaram que os colegas estrangeiros confiam nos prestadores de cuidados existentes quando os residentes têm problemas de saúde ou de cuidados. Especialmente quando estão sob pressão de tempo, limitam-se a passar certas medidas de cuidados. Um dos prestadores de cuidados entrevistados afirmou que as tarefas de cuidados básicos também são negligenciadas quando os prestadores de cuidados migrantes têm de trabalhar sob pressão de tempo.

Uma vez que a sua compreensão dos cuidados difere da dos actuais prestadores de cuidados, um dos entrevistados afirmou que se apercebeu de uma certa indiferença por parte dos colegas estrangeiros no que diz respeito ao desempenho das tarefas básicas de cuidados e que lhe faltava atenção às necessidades dos residentes. A principal tarefa de um prestador de cuidados, apoiar os residentes nas actividades da vida diária, não é cumprida pelos prestadores de cuidados migrantes. Todos os peritos entrevistados referiram a falta de iniciativa por parte dos seus colegas estrangeiros. O fluxo de informação falha porque eles concordam afirmativamente quando lhes são transmitidos pontos relevantes para os cuidados, mas não compreendem o conteúdo real da informação. Os entrevistados consideram uma falha por parte dos seus colegas estrangeiros o facto de não terem perguntado mais. Foram relatadas situações de emergência em que se perdeu um tempo precioso devido a este comportamento, porque os prestadores de cuidados existentes confiaram no facto de o prestador de cuidados estrangeiro ter compreendido a informação dada e de se esperar que agisse corretamente. Um dos prestadores de cuidados entrevistados referiu que as chamadas de emergência efectuadas através do sistema de campainha não tiveram qualquer resposta. De acordo com os prestadores de cuidados entrevistados, também não foram feitas perguntas sobre os cuidados prestados aos residentes e os processos de trabalho em geral. Também não foram feitas perguntas sobre a documentação dos cuidados - que, como já foi mencionado no Capítulo 5.2, é um tipo de documentação desconhecida para os novos prestadores de cuidados imigrantes. Os entrevistados afirmaram que os colegas estrangeiros não documentam as medidas de cuidados e, assim, fogem à responsabilidade pelos seus actos. Um dos prestadores de cuidados entrevistados referiu a falta de conhecimentos linguísticos por parte dos prestadores de cuidados imigrantes como uma desculpa para a documentação inadequada.

5.5 Familiarização do pessoal de enfermagem imigrante

Algumas das declarações sobre o tema da indução são muito variadas. As opiniões dos entrevistados diferem particularmente no que respeita ao período de indução. Todos os entrevistados consideraram o período de indução para os prestadores de cuidados estrangeiros como um desafio ou mesmo stressante.

Conteúdo especializado da familiarização

Também aqui há diferentes afirmações sobre os conteúdos que devem ser ensinados durante o processo de formação. Por exemplo, um dos entrevistados afirmou que o conhecimento básico dos cuidados de enfermagem deve ser um pré-requisito para os prestadores de cuidados qualificados. Outros, por outro lado, sublinharam que é necessário ensinar integralmente os conteúdos básicos se os novos enfermeiros imigrantes começarem a trabalhar na Áustria sem experiência prática devido à formação diferente no seu país de origem. Isto é importante para a compreensão do conceito de cuidados holísticos e centrados na pessoa.

"É como a escola primária. Tens de explicar tudo, de A a Z, tudo. ...Havia formação lá em baixo, mas eles não trabalhavam num lar ou num hospital." (IA, Segmento 6)

Os prestadores de cuidados entrevistados referiram como conteúdos particularmente relevantes o conhecimento da biografia, preferências e hábitos do residente, bem como a medicação e o historial médico. Um dos prestadores de cuidados entrevistados sublinhou a importância de conhecer os residentes pelo nome. O tratamento de emergências médicas foi também mencionado como um ponto importante para a familiarização dos prestadores de cuidados estrangeiros. Em particular, a informação sobre a localização do kit de emergência e os números de emergência foi salientada por muitos. Em termos de cooperação interdisciplinar, um dos entrevistados afirmou que era absolutamente necessário apresentar os médicos de clínica geral e os terapeutas aos novos colegas estrangeiros e transmitir durante a indução que as suas informações e instruções são importantes para os cuidados de enfermagem.

O período de familiarização

Como mencionado no início, as opiniões dos enfermeiros inquiridos sobre o período de familiarização dos novos colegas imigrantes são muito ambivalentes e variam entre alguns dias e três a quatro meses. Uma das especialistas, ela própria oriunda da imigração, considera que um período de alguns dias é suficiente para os prestadores de cuidados estrangeiros e salienta que o conhecimento dos residentes deve ser feito por sua própria iniciativa. Um processo de familiarização mais longo só faz sentido para os residentes com grandes necessidades de cuidados médico-terapêuticos. Na sua opinião, uma integração rápida no serviço regular e no trabalho autónomo é mais eficaz em termos de aprendizagem do que a simples observação dos colegas existentes. Outro dos enfermeiros entrevistados afirmou que a integração rápida no serviço regular resulta frequentemente da necessidade de compensar as ausências por doença e que tal deve ser evitado. Além disso, salientou que não se deve criticar a qualidade dos cuidados de enfermagem se os novos colegas estrangeiros tiverem de trabalhar de forma autónoma sem tempo suficiente de familiarização.

Todos os prestadores de cuidados inquiridos declararam que o período de acolhimento dependia de determinados factores. Por exemplo, um período adequado de familiarização profissional foi associado à experiência profissional, aos conhecimentos linguísticos, à personalidade e à dimensão do estabelecimento de cuidados ou ao número de residentes a cuidar. Um dos entrevistados declarou que o período de familiarização dependia da origem do prestador de cuidados estrangeiro. *"Sim, reparei que os empregados dos Balcãs ou da Europa são totalmente diferentes dos do continente africano ou de onde eles vêm. Eles são dos Balcãs, compreendem as coisas mais depressa, de alguma forma...." (IA, Segmento 3)*

No que respeita à familiarização com a documentação relativa aos cuidados, todo o pessoal entrevistado foi de opinião que não dispunha de tempo suficiente para o fazer.

A vontade de aprender dos prestadores de cuidados migrantes

Para poderem trabalhar no sector dos cuidados na Áustria, os novos prestadores de cuidados imigrantes devem estar preparados para expandir os seus conhecimentos. Todos os entrevistados afirmaram que esta vontade está geralmente presente entre os enfermeiros estrangeiros. Em alguns casos, os novos colegas são muito empenhados e esforçados e precisam de pouca orientação. Um dos prestadores de cuidados entrevistados falou-nos de um colega estrangeiro que é muito inteligente e respeitador quando lida com os residentes e que tem o objetivo de trabalhar na Áustria como prestador de cuidados qualificado. No entanto, manifestou preocupações quanto às suas capacidades de empatia.

Para os prestadores de cuidados entrevistados, os esforços dos prestadores de cuidados estrangeiros são um fator importante no processo de indução. Para tal, é necessário aprender com os diferentes prestadores de cuidados e métodos de trabalho existentes. Um dos participantes na entrevista disse que os novos colegas imigrantes nem todos dão importância à aprendizagem com os diferentes prestadores de cuidados e tendem a prestar cuidados à sua discrição, uma vez concluída a sua indução.

"Por exemplo, comecei a escola em Bergwelt. Não gostei nada. Eu disse, [pessoa] desculpa, podemos fazer assim? Depois ela disse, não, a [pessoa] ensinou-me de outra forma, vou fazer como a [pessoa]. Então eu disse à [pessoa], devias aprender comigo e com a [pessoa]. Depois, no fim, podes escolher como queres...." (IA, Segmento 4)

Os entrevistados também vêem a vontade de aprender na aquisição da língua, porque quanto melhores forem os conhecimentos de alemão dos prestadores de cuidados imigrantes, mais rapidamente são vistos a prestar apoio.

Todos os entrevistados consideram a iniciativa pessoal como um indicador importante de familiarização e um sinal de interesse pela profissão de enfermeiro, mas criticam - como já foi referido no capítulo 5.4 - o facto de serem feitas muito poucas perguntas. As tarefas atribuídas não são claras se a informação não tiver sido compreendida. Segundo um prestador de cuidados entrevistado, se houver iniciativa e interesse em fazer perguntas abertas, é possível adquirir conhecimentos suficientes ao longo de 6 meses. No entanto, por vezes, o cuidador apercebe-se de uma certa indiferença e afirma que a falta de interesse não permite qualquer desenvolvimento. A iniciativa pessoal também é considerada importante para conhecer os residentes, os médicos e os terapeutas.

Para um dos entrevistados, é importante que os prestadores de cuidados imigrantes se adaptem ao elevado nível de cuidados na Áustria, uma vez que a vontade de aprender está relacionada com a cultura do país de origem.

A preparação operacional do pessoal de enfermagem estrangeiro

No que diz respeito à cobertura dos serviços em caso de ausência do pessoal por motivo de doença, todos os enfermeiros entrevistados referiram que os enfermeiros estrangeiros estão muito dispostos a intervir a curto prazo e são considerados como prestando um grande apoio em situações de crise, especialmente durante a pandemia de COVID-19 ou em caso de diarreia.

No trabalho quotidiano de prestação de cuidados, muitos dos entrevistados observaram que os prestadores de cuidados migrantes tendem a negligenciar os cuidados quando estão sob grande pressão de trabalho. Em particular, os cuidados pessoais não são suficientemente prestados quando o tempo é escasso. Um dos prestadores de cuidados entrevistados relatou queixas de colegas estrangeiros de que não havia tempo suficiente e que as tarefas de cuidados não eram concluídas. O trabalho não efectuado tem de ser compensado pelos prestadores de cuidados que estão de serviço no dia seguinte. Também se queixou da falta de comunicação.

"Sim, dizem sempre que não há tempo, mas nós temos o suficiente, temos certamente tempo para rir." (IA, Segmento 12)

Além disso, dois dos participantes na entrevista afirmaram que os prestadores de cuidados migrantes não dedicam tempo suficiente à atividade vital de comer e beber. Por um lado, queixaram-se de que não prestavam atenção suficiente ao facto de os residentes comerem o suficiente e, por outro lado, que agiam rapidamente quando se tratava de apoiar os beneficiários dos cuidados na sua alimentação. Os entrevistados referem que os residentes se queixam dos cuidadores estrangeiros porque estes não cumprem os seus desejos e certas tarefas de cuidados, invocando como motivo a falta de tempo.

Um prestador de cuidados entrevistado afirmou que não há reação dos colegas imigrantes às queixas de saúde dos residentes, ou que a solução dos problemas é delegada aos prestadores de cuidados existentes e que estes têm, portanto, um trabalho "mais fácil". O prestador de cuidados tem a perceção de que os prestadores de cuidados estrangeiros só se envolvem quando se trata de atingir os seus objectivos pessoais. Também foi criticado o facto de os conhecimentos básicos sobre os procedimentos gerais e a organização ainda não serem dominados ao fim de meses.

A sobrecarga dos actuais prestadores de cuidados durante o processo de indução

Todos os enfermeiros entrevistados expressaram o peso adicional da tarefa de familiarizar os enfermeiros estrangeiros. Sublinharam a importância do trabalho em equipa para o processo de indução, mas afirmaram que, apesar disso, era um desafio. Descreveram uma tensão mental acrescida devido às insuficientes competências linguísticas dos prestadores de cuidados migrantes. O tempo que demora a compreender a língua alemã é longo e o elevado nível de concentração necessário para realizar os procedimentos e cuidar dos residentes é descrito como muito stressante.

"Como já disse, é muitas vezes muito difícil com o pessoal estrangeiro, porque eles vêm para cá e não sabem alemão suficiente. E então explicar tudo simplesmente demora muito mais tempo, consome mais tempo, é mais cansativo para nós também. Porque ainda temos de continuar com o nosso programa ou o nosso

trabalho. E depois é um pouco como se fosse outra vez (risos) a mochila pesada que carregamos connosco." (IF, Segmento75)

A informação tem de ser repetida várias vezes e, no entanto, a transferência de conteúdos relevantes para a prestação de cuidados é inadequada. Quando lhes é perguntado se a informação foi compreendida, os prestadores de cuidados migrantes muitas vezes não dão uma resposta honesta e não há oportunidade para mais explicações.

A preocupação com os residentes é grande quando os prestadores de cuidados estrangeiros ainda não são capazes de compreender as necessidades específicas devido ao dialeto. Um dos entrevistados afirmou que era difícil criar confiança e transferir responsabilidades. A título de exemplo, referiu o controlo e a monitorização constantes da seleção e aplicação da medicação. Outro prestador de cuidados referiu a falta de confiança e afirmou que ocorreram muitos erros nos cuidados. Também é difícil transferir a confiança em situações de emergência, especialmente porque os prestadores de cuidados estrangeiros não respondem às chamadas de emergência através do sistema de campainha. De acordo com todos os entrevistados, existe também a pressão do tempo para lidar com o trabalho diário de prestação de cuidados, para além da familiarização com os novos colegas.

Dois dos entrevistados afirmaram que sentiam falta de interesse por parte dos seus colegas imigrantes e que as suas explicações e informações não eram aceites pelos prestadores de cuidados com formação académica no seu país de origem. Justificam esta afirmação dizendo que os seus colegas estrangeiros não os ouvem, que as instruções são ignoradas e que reagem às instruções sobre métodos de trabalho higiénicos corretos com rejeição e resistência. Também foram citadas a falta de espírito crítico e a falta de compreensão da abordagem holística dos cuidados.

No que se refere à motivação dos prestadores de cuidados migrantes, um dos entrevistados sugeriu que a razão para migrar para a Áustria era o facto de o salário ser melhor. Um dos entrevistados afirmou que não tinha tido quaisquer más experiências ao empregar prestadores de cuidados estrangeiros. Para ele/ela, não existia qualquer diferença entre os prestadores de cuidados austríacos e os migrantes durante o processo de integração. Apenas descreveu o facto de ter de trabalhar no serviço regular de prestação de cuidados, paralelamente à indução, como uma situação difícil.

Sugestões dos participantes na entrevista para melhorar o processo de familiarização

Apesar de todos os comentários críticos, todos os prestadores de cuidados entrevistados fizeram sugestões para melhorar o processo de indução dos prestadores de cuidados migrantes. Muitos sublinharam que é importante preparar melhor os prestadores de cuidados estrangeiros. Especialmente no que diz respeito às competências linguísticas, é necessária uma preparação mais longa e uma verificação da sua compreensão do conteúdo. Os responsáveis não devem confiar apenas nos certificados padrão, que são exigidos como pré-requisito legal. Um dos entrevistados afirmou que seria necessário que os prestadores de cuidados estrangeiros concluíssem um curso de alemão na Áustria antes de começarem a trabalhar.

Dois dos entrevistados referiram que os enfermeiros estrangeiros precisam de ser suficientemente informados sobre o domínio da enfermagem na Áustria durante o processo de recrutamento.
Muitos referiram que a evolução da aquisição de competências exige uma avaliação contínua e que o período de indução deve ser ajustado em conformidade. Dois dos entrevistados referiram a familiarização com o apoio de listas de controlo e a sua adaptação ao processo de integração profissional dos trabalhadores estrangeiros. Todos os entrevistados referiram que a familiarização inicial com os cuidados básicos é necessária e que apenas o pessoal de enfermagem experiente da equipa existente deve ser utilizado para apoio.

5.6 A comunicação no processo de integração dos prestadores de cuidados estrangeiros

A comunicação no processo de integração surgiu como a categoria mais importante na análise das entrevistas. O tema da comunicação foi, de longe, o mais abordado. O conteúdo discutido relacionava-se com a profissão de enfermagem em geral, a comunicação no seio da equipa, a gestão empresarial, a aquisição da língua e o peso da barreira linguística entre os prestadores de cuidados existentes e os novos.

A comunicação na profissão de enfermeiro

O inquérito revelou que a língua é vista como a ferramenta mais importante na profissão de enfermeiro e que a aprendizagem do alemão é essencial para se poder trabalhar em enfermagem na Áustria. Devido à barreira linguística, é difícil para os enfermeiros entrevistados transmitir o conceito de cuidados holísticos e centrados na pessoa. Os prestadores de cuidados estrangeiros devem ser capazes de comunicar informações especializadas.

"... Porque um prestador de cuidados tem de ser capaz de me dizer o que se está a passar. Se eu não o percebo, se ele diz alguma coisa biofóbica com/ só percebe o nome do residente e tosse, você pergunta e ele não sabe o que está a dizer, isso é difícil..." (GI, Segmento94)

Um dos prestadores de cuidados entrevistados sublinhou que a compreensão da linguagem é particularmente importante quando se trata de prestar cuidados a residentes com demência. Na sua opinião, não é possível compensar os défices de linguagem com gestos e expressões faciais em pessoas idosas que sofrem de demência.

Muitos dos prestadores de cuidados entrevistados descreveram a falta de comunicação entre os seus colegas migrantes e os residentes, com questões-chave como a motivação e a ocupação a ficarem para trás. Um dos entrevistados referiu que notou uma maior comunicação. De acordo com um dos entrevistados, os prestadores de cuidados estrangeiros argumentam que a falta de comunicação se deve à falta de recursos de tempo nos cuidados quotidianos. O prestador de cuidados entrevistado refuta esta opinião e afirma que a comunicação é sempre possível durante as actividades de prestação de cuidados, a fim de informar os residentes e de os orientar. Os prestadores de cuidados entrevistados afirmaram que os novos colegas imigrantes tendem a limitar-se a afirmar as queixas de saúde e as necessidades expressas pelos beneficiários dos cuidados sem qualquer intervenção adicional devido ao défice linguístico.

Um dos prestadores de cuidados participantes expressou a ideia de que a língua é uma componente especial para a aceitação dos prestadores de cuidados estrangeiros pelos residentes. Compreender e reconhecer as pessoas idosas que estão a ser cuidadas aumenta essa aceitação.

De acordo com os entrevistados, a comunicação num contexto interdisciplinar é evitada pelos prestadores de cuidados estrangeiros por receio de não serem compreendidos. Todos os prestadores de cuidados entrevistados afirmaram que os colegas migrantes comunicam entre si na sua língua materna, em frente dos residentes, logo que nenhum dos prestadores de cuidados existentes esteja presente.

Um dos peritos entrevistados referiu a vantagem do multilinguismo para os residentes com antecedentes migratórios.

Aquisição de línguas

Muitos dos prestadores de cuidados entrevistados expressaram que a aprendizagem da língua local é uma parte essencial do processo de integração, mas que a língua alemã é difícil de aprender e que os recursos de tempo dados aos prestadores de cuidados imigrantes são demasiado limitados. Foi consensual nas declarações que os conhecimentos de alemão dos colegas estrangeiros devem ser suficientes para que se possam familiarizar com a língua alemã e, posteriormente, comunicar com os residentes e os seus familiares antes de começarem a trabalhar.

"Em primeiro lugar, a língua é muito importante. Por isso, é realmente necessário ter alguns conhecimentos de alemão desde o início. E que o programa de iniciação seja realizado em alemão, tanto quanto possível. Porque depois é também com os residentes e tudo / a dada altura têm de saber falar alemão, para os nossos residentes também e para os familiares..." (ID, Segmento 40)

Além disso, bons conhecimentos da língua alemã promovem a integração social na equipa e na comunidade da unidade de cuidados. Para atingir este requisito, um dos entrevistados expressou a ideia de proporcionar aos novos enfermeiros imigrantes uma formação linguística na Áustria antes de começarem a trabalhar e organizar cursos regulares de língua na unidade de cuidados para aprofundar e consolidar o que aprenderam. Alguns dos enfermeiros entrevistados salientaram que o progresso da aprendizagem dos seus colegas estrangeiros é individual e que a comunicação é a melhor forma de exigir o sucesso da aprendizagem. Um dos entrevistados também considerou que a responsabilidade pela aquisição de línguas cabe à direção e afirmou que devem ser estabelecidos prazos para o sucesso da aprendizagem.

Um dos entrevistados também afirmou que, quando são destacados vários prestadores de cuidados imigrantes de um país de origem, estes comunicam mais na sua língua materna, o que atrasa o processo de aprendizagem.

Os especialistas entrevistados estavam dispostos a apoiar os novos prestadores de cuidados imigrantes na aquisição da língua, mas afirmaram que falharam devido à falta de conhecimentos sobre as abordagens pedagógicas do ensino.

Comunicação no seio da equipa

Todos os enfermeiros entrevistados sublinharam as dificuldades de comunicação em equipa com os novos colegas estrangeiros devido à língua e classificaram a comunicação como insuficiente. Por outro lado, o conhecimento adequado da língua alemã facilitou o trabalho em equipa. Afirmaram que tinham notado que os

problemas de comunicação aumentavam com um maior número de prestadores de cuidados imigrantes no serviço de cuidados de dia. Um dos entrevistados manifestou a preocupação de que a comunicação no seio da equipa se perdesse por completo. A dificuldade em confiar nos novos prestadores de cuidados estrangeiros não se deve, portanto, à sua origem, mas a um défice linguístico.
"Não é confiança, não. Não, de todo, porque já aconteceram muitas coisas. Portanto, não é que quando vem uma pessoa nova, não é, que não haja confiança porque é estrangeiro, porque eu também sou, etc., mas tem mesmo a ver com o facto de não se entenderem...." (IE, Segmento 61)
Muitos dos entrevistados exigiram que os seus colegas imigrantes fossem informados sobre as suas competências linguísticas, embora um dos prestadores de cuidados entrevistados tenha dito que isso não evitaria problemas interpessoais. O multilinguismo na equipa é geralmente descrito como stressante e foi expresso o desejo de que todos os prestadores de cuidados em serviço falassem alemão. Uma das prestadoras de cuidados entrevistadas, oriunda da imigração, expressou a sua opinião de que os prestadores de cuidados estrangeiros têm muita relutância em comunicar porque são inibidos pelas reacções negativas dos prestadores de cuidados existentes. É necessária uma grande concentração para que os novos colegas falem alemão e transmitam a informação corretamente. O problema da inibição dos prestadores de cuidados estrangeiros para falar alemão foi também descrito por outro dos prestadores de cuidados participantes. Este afirmou que os colegas veteranos da equipa de cuidados deveriam abordar os prestadores de cuidados migrantes por iniciativa própria e oferecer-lhes apoio.
Todos os peritos entrevistados descreveram as situações de emergência como sendo particularmente difíceis. De acordo com um prestador de cuidados entrevistado, podem surgir situações de risco de vida devido aos défices linguísticos dos prestadores de cuidados migrantes. Também neste caso, existe o problema de os colegas estrangeiros responderem afirmativamente, apesar de não compreenderem o conteúdo da informação fornecida. Para assegurar um fluxo sustentável de informação, foi referido, como já foi mencionado, que os prestadores de cuidados imigrantes devem comunicar se a informação não foi compreendida.
Os prestadores de cuidados entrevistados descreveram a necessidade de repetir a informação várias vezes até que os novos prestadores de cuidados compreendam o conteúdo como um fardo particular. Um dos entrevistados manifesta a sua preocupação quanto ao facto de o fluxo do discurso dos actuais prestadores de cuidados ao entregarem o serviço reduzir ainda mais a sua capacidade de compreender o conteúdo. Além disso, o dialeto do país tem um efeito obstrutivo e as instruções ou informações que não são compreendidas não são executadas pelos prestadores de cuidados estrangeiros.
No domínio da documentação dos cuidados, o fluxo de informação é interrompido por registos no relatório de cuidados que são incompreensíveis devido a erros gramaticais e ortográficos. Um dos entrevistados afirmou ter observado que os prestadores de cuidados estrangeiros assinam as medidas planeadas na documentação de cuidados sem compreenderem o conteúdo.
Um dos enfermeiros qualificados entrevistados sublinhou a importância da comunicação entre os diferentes grupos profissionais da equipa, uma vez que

dependem do feedback dos assistentes de cuidados, que estão em contacto direto com os residentes diariamente. O feedback é geralmente inadequado ou incompreensível devido ao défice linguístico e ao vocabulário muito limitado dos colegas estrangeiros. Alguns dos prestadores de cuidados migrantes não transmitem de todo os problemas de enfermagem relevantes. O enfermeiro qualificado entrevistado afirmou que a qualidade e a frequência do feedback depende do país de origem dos prestadores de cuidados estrangeiros.
Um dos entrevistados queixou-se de que já não existe diálogo no seio da equipa. [11]Descreveu as discussões sobre situações stressantes durante as pausas ou depois do trabalho como uma espécie de "supervisão para ele/ela". Devido à demarcação dos colegas estrangeiros, estas discussões deixaram de ter lugar. Outro entrevistado referiu que os prestadores de cuidados migrantes também não têm oportunidade de falar sobre os seus problemas pessoais devido à barreira linguística.
Alguns dos entrevistados fizeram sugestões para melhorar a comunicação da equipa. Para promover a comunicação, a equipa deve ter a oportunidade de familiarizar os seus colegas estrangeiros com a língua dialetal através de eventos conjuntos fora dos cuidados de enfermagem quotidianos. Durante as transferências de serviços, foi sugerido que se programasse um tempo para a preparação específica do pessoal de enfermagem imigrante, a fim de melhorar o resultado. O procedimento em situações de emergência e em caso de morte também deve ser continuamente comunicado dentro da equipa fora das reuniões oficiais. A chamada telefónica de emergência deve ser feita inicialmente em inglês, para eliminar a incerteza dos colegas estrangeiros e evitar mal-entendidos.
Um dos funcionários entrevistados salientou a vantagem do multilinguismo em relação aos cuidados prestados aos residentes com antecedentes migratórios.
"O multilinguismo é sempre bom, penso eu. O árabe e o francês, por exemplo. Bem, agora que temos mais residentes em cuidados geriátricos, podemos vir a ter muçulmanos ou algo do género como idosos no futuro. É por isso que, muitas vezes, não é mau que um certo número deles também trabalhe assim. Para que percebam a língua, porque se calhar nem todos vão conseguir fazer isso quando envelhecerem". (IB, segmento18)

A comunicação da liderança no processo de comunicação

Todos os peritos inquiridos avaliaram como insuficiente a comunicação da direção no processo de integração do novo pessoal de enfermagem estrangeiro. As críticas foram numerosas, nomeadamente no domínio da informação prévia. Os entrevistados sublinharam a necessidade de serem informados sobre as competências linguísticas, a situação e o domínio da enfermagem no país de origem, a formação e as qualificações, bem como a experiência profissional dos enfermeiros migrantes. Um dos prestadores de cuidados entrevistados salientou que não é possível avaliar as competências sem esta informação. Esta informação é também vista como um pré-requisito para dotar os prestadores de cuidados migrantes das competências que garantam um nível uniforme de conhecimentos em toda a equipa de cuidados. Um dos entrevistados afirmou que a comunicação por parte da direção é extremamente deficiente e que, em alguns casos, a equipa nem sequer foi informada do dia em que iria começar a trabalhar.

"Sim, em termos de informação, na verdade recebemos relativamente pouco, devo dizer, sim? Muitas vezes nem sequer sabemos que um novo empregado está cá. De onde é que ele vem. Que qualificações tem? Portanto, isso não é suficiente para nós, e a comunicação em geral é onde tudo começa de novo, não é? Portanto, isso não é de todo suficiente para nós, certo? Muitas vezes temos aqui empregados, estão ali e muitas vezes não sabemos, certo, tem de ser preparado com antecedência. "(CI, segmento 36)

Os entrevistados também manifestaram interesse em conhecer o passado e a vida social dos seus novos colegas imigrantes. Em relação a todo o processo de integração, todos os enfermeiros entrevistados esperam uma maior comunicação entre os níveis hierárquicos e afirmam que a direção também deve comunicar diretamente com os enfermeiros estrangeiros. Expressaram que a direção também é responsável por prestar apoio linguístico aos prestadores de cuidados imigrantes no processo de integração, a fim de eliminar as suas inibições na comunicação. A necessidade de os enfermeiros existentes comunicarem diretamente com a direção sobre a integração dos novos colegas foi também expressa por um dos peritos entrevistados. No que se refere ao recrutamento de pessoal de enfermagem estrangeiro, muitos dos participantes apelaram a que a informação fornecida pela direção relativamente às competências linguísticas se baseasse na compreensão do conteúdo e não nos certificados adquiridos. Além disso, foi sugerida a realização de uma ação de informação para os enfermeiros existentes e a tradução do conceito de indução em várias línguas.

Segundo os enfermeiros entrevistados, a apresentação dos novos colegas imigrantes deve ser acompanhada pela direção de enfermagem da respectiva unidade de saúde e deve ser dada a toda a equipa de enfermagem a oportunidade de trocar ideias fora do seu ambiente profissional.

5.7 Desenvolvimento da equipa no processo de integração do novo pessoal de enfermagem estrangeiro

Embora a integração de novos prestadores de cuidados imigrantes na equipa de cuidados existente seja um grande desafio e gere conflitos, os especialistas entrevistados mostraram uma grande empatia para com os novos colegas e ofereceram ideias para resolver os problemas.

A empatia da equipa de cuidados

Os entrevistados afirmaram uniformemente que, no início, é difícil para os novos prestadores de cuidados estrangeiros. A incerteza de não saberem o que esperar dos seus novos colegas num país estrangeiro, de não saberem como lidar com a vida quotidiana, onde viver no futuro e como serão recebidos foi descrita como stressante. Apesar do desafio de ter de se adaptar a uma vida muito diferente da do seu país de origem, um dos prestadores de cuidados entrevistados, ele próprio oriundo da imigração, afirmou que não será difícil para os novos colegas estrangeiros sentirem-se em casa na Áustria.

Os prestadores de cuidados entrevistados consideraram a barreira linguística como um desafio especial; também classificaram o alemão como uma língua difícil de aprender. Os entrevistados mostraram muita compreensão nas suas declarações, porque os prestadores de cuidados estrangeiros têm de aprender uma nova língua, adaptar-se a uma nova compreensão dos cuidados e concentrar-se na informação fornecida pelos prestadores de cuidados existentes. Este é um esforço enorme que é exigido aos novos prestadores de cuidados imigrantes. Um dos prestadores de cuidados entrevistados é de opinião que ninguém tem em conta o stress e a pressão a que estão sujeitos os profissionais estrangeiros, que estão separados das suas famílias durante meses e que são explorados para "os nossos fins". Por isso, todos os entrevistados consideram importante criar um ambiente em que os novos colegas estrangeiros se sintam confortáveis para poderem prestar o serviço pretendido. Para o efeito, é necessário fornecer-lhes toda a informação relevante e disponibilizar todos os recursos na preparação dos enfermeiros migrantes, de modo a facilitar-lhes o início do trabalho. As entrevistas revelaram que os actuais prestadores de cuidados tentam colocar-se no lugar dos seus colegas migrantes e fazem uma série de suposições sobre o seu bem-estar. Por exemplo, um dos prestadores de cuidados entrevistados disse que suspeitava que os novos colegas estavam sobrecarregados porque estavam sob pressão para compreender tudo imediatamente e talvez tivessem medo de perder a sua autorização de residência. Outro dos prestadores de cuidados entrevistados contou um incidente específico em que os prestadores de cuidados existentes gozaram com a pronúncia de um novo colega estrangeiro durante a transferência de funções. O enfermeiro deixou claro que considerava este comportamento inaceitável e que o pessoal de enfermagem estrangeiro tinha de ser apoiado pela equipa de enfermagem existente. Outro dos enfermeiros entrevistados sublinhou a necessidade de apoio e considera que os colegas de longa data, em particular, têm o dever de apoiar os novos colegas. Muitos dos entrevistados afirmaram que os actuais prestadores de cuidados estão dispostos a apoiar os prestadores de cuidados imigrantes e expressaram a sua simpatia.

Os entrevistados acreditam que a razão para o baixo nível de comunicação com os residentes e os colegas dos prestadores de cuidados estrangeiros é a barreira linguística e afirmaram que é por isso que não falam sobre as suas próprias tensões e problemas. Além disso, os prestadores de cuidados migrantes sentiram-se desconfortáveis por não conseguirem compreender os princípios básicos após meses de trabalho e podem considerar-se um fardo para os prestadores de cuidados existentes. As ex-pessoas entrevistadas manifestaram particular simpatia pela separação dos prestadores de cuidados estrangeiros das suas famílias. Tentam mostrar interesse e ficam satisfeitos com os seus colegas estrangeiros quando as famílias podem deslocar-se à Áustria.

"Como aquela, ela tinha dois filhos no andar de baixo, isso é então / Sim. Faz-nos ficar, como hei-de dizer, tristes, mas é muito tempo até as crianças subirem e isso é terrível...." (IE, segmento51)

Um dos entrevistados afirmou que também abraça os novos colegas imigrantes e oferece-lhes apoio. Disse ainda que, felizmente, as tecnologias de comunicação oferecem boas oportunidades para os trabalhadores estrangeiros se manterem em contacto com as suas famílias. Noutra instituição de cuidados, um dos enfermeiros entrevistados relatou com alívio que os jovens colegas imigrantes se tinham adaptado bem e rapidamente.

Dois dos entrevistados salientaram que os trabalhadores qualificados estrangeiros tinham tomado uma decisão consciente de deixar o seu país de origem e tinham de suportar as consequências e sabiam que não seria fácil para eles.

"Não acho que seja fácil para ela, pois não? Vou ser sincero. Mas, já agora, não te esqueças que decidiste fazer isto. De certeza que não se toma essa decisão de um dia para o outro. Tenho a certeza que estás a pensar nisso, ge? Eu quero ter alguma coisa. E se eu quero alguma coisa, também tenho de contar com as consequências, que tenho de tratar das coisas sozinho, que posso não ter as coisas tão fáceis como uma Dasiger, ge?..." (IB, segmento19)

Um destes dois prestadores de cuidados entrevistados expressou a ideia de que os colegas que foram abordados não eram capazes de sentir empatia pelos residentes ou outros prestadores de cuidados da equipa devido à sua própria carga de trabalho. Uma das enfermeiras diplomadas entrevistadas, que afirmou não ter tido experiências negativas com nenhum dos seus colegas estrangeiros, referiu também de forma muito positiva a cultura de acolhimento aberto da direção e sublinhou o bom apoio prestado durante o processo de nostrificação, que os colegas estrangeiros não seriam capazes de gerir sozinhos.

Tensões e problemas na equipa

Também nesta área, os prestadores de cuidados entrevistados abordaram a questão das barreiras linguísticas e descreveram o multilinguismo na equipa como sendo stressante. De acordo com os entrevistados, é particularmente difícil transmitir informações e muitos expressaram a necessidade de todos os prestadores de cuidados em serviço falarem alemão. Um dos participantes manifestou a sua frustração pelo facto de os profissionais estrangeiros deixarem certas tarefas para os prestadores de cuidados de renome. Citou como exemplo a documentação dos cuidados e explicou a falta de assunção de responsabilidades por parte dos colegas imigrantes. O diferente entendimento dos cuidados também foi expresso novamente em relação à transmissão de informações específicas sobre os cuidados prestados aos residentes. Como já foi referido, a comunicação dos prestadores de cuidados imigrantes na sua língua materna causa dificuldades no seio da equipa.

"...Se calhar, porque é um bocado escandaloso que eles falem mesmo na sua língua materna com os outros empregados." (IC, Segmento 27)

Os entrevistados afirmaram que se sentiam ofendidos por este comportamento, mas também expressaram compreender que os colegas estrangeiros eram mais capazes de lidar com esta situação. Para vários prestadores de cuidados estrangeiros da equipa de dia, os entrevistados expressaram o sentimento de que tinham de assumir a responsabilidade por todos os assuntos profissionais. Os enfermeiros diplomados entrevistados referiram a pressão de um acompanhamento constante e o esforço acrescido que implica a transferência de funções.

"Sim, é um pouco um desafio para todos os meus colegas licenciados. Porque é preciso verificar sempre um pouco mais, para ver se realmente serve. Também é preciso mais tempo para a entrega." (ID, segmento39)

A confiança no trabalho dos prestadores de cuidados migrantes foi descrita por muitos como baixa. Por exemplo, o problema de lidar com uma queda foi novamente citado como inadequado. Uma das entrevistadas afirmou mesmo que tinha de "apanhar" os seus colegas estrangeiros. De acordo com as declarações nas entrevistas, os cuidados de emergência estão também nas mãos dos actuais prestadores de cuidados. Neste contexto, um dos profissionais entrevistados sublinhou que os serviços de emergência devem ser sempre alertados por um dos prestadores de cuidados existentes. Numa instituição de cuidados com um conceito de área residencial, o prestador de cuidados entrevistado descreveu a preocupação com os residentes se nenhum dos colegas existentes for afetado às áreas residenciais. Os entrevistados atribuíram a falta de confiança à barreira linguística e salientaram que não havia qualquer relação com a origem dos prestadores de cuidados migrantes. A esmagadora maioria dos prestadores de cuidados de toda a equipa de cuidados descreveu o medo de perder os seus próprios valores, a compreensão dos cuidados e a humanidade, bem como o sentimento de ser um estranho. Um dos prestadores de cuidados entrevistados, no entanto, não manifestou quaisquer preocupações, com exceção da preocupação de que a língua alemã fosse demasiado negligenciada.

A fim de manter um bom ambiente de equipa, muitos dos participantes sublinharam que o pessoal de enfermagem existente também deve desempenhar o seu papel. Foi mencionada a necessidade de tratar os colegas estrangeiros com cortesia e respeito. Deve evitar-se dar-lhes a impressão de que apenas os conhecimentos e o comportamento do pessoal de enfermagem existente são válidos. Apesar de todos os esforços, nem sempre é possível integrar todos os enfermeiros migrantes na equipa, de acordo com um dos enfermeiros entrevistados, que apelou ao reconhecimento do trabalho adicional dos colegas existentes nos processos de familiarização e integração.

Coesão na equipa de cuidados

A coesão da equipa com a integração de prestadores de cuidados migrantes foi descrita de forma diferente pelos entrevistados. Por exemplo, um dos prestadores de cuidados entrevistados afirmou que o espírito de equipa é bom e que os novos colegas estrangeiros podem recorrer aos funcionários de renome em qualquer altura, se tiverem problemas. O elevado nível de empenho demonstrado pelos especialistas estrangeiros quando estão de folga foi considerado particularmente positivo por um dos enfermeiros entrevistados, que confirmou que este facto tinha reforçado o espírito de equipa. No entanto, a barreira linguística foi novamente citada como um fator negativo neste domínio, o que, segundo muitos dos entrevistados, conduz a formações de grupos no seio da equipa. O resultado é a perda do sentimento de comunidade/equipa. Os diferentes grupos já não se aproximam uns dos outros.

"Em parte, é um caso em que os bósnios e os austríacos formam uma equipa, sim. Os bósnios, por um lado, e os austríacos, por outro, nunca conseguiram criar um verdadeiro espírito de equipa, certo? Portanto, vejo isso um pouco abaixo do ato principal, não é?". (IC, Segmento 25)

Muitos dos entrevistados constataram uma deterioração da coesão da equipa e queixaram-se da falta de apoio entre si. Um dos peritos entrevistados referiu reacções negativas por parte dos prestadores de cuidados existentes quando se pretendia formar novos colegas estrangeiros. Um dos diplomatas participantes classificou a situação da equipa como particularmente má e disse que já não era uma equipa. Na sua opinião, a razão para tal era a comunicação. Muitos dos prestadores de cuidados entrevistados deram exemplos de soluções para as complicações do trabalho em equipa descritas. Por exemplo, todos os prestadores de cuidados da equipa da instituição devem tentar tratar-se com cortesia. Para um dos entrevistados, era particularmente importante transmitir aos colegas estrangeiros que estes deviam dar apoio aos outros prestadores de cuidados no turno do dia, depois de terem concluído as suas próprias tarefas. Muitos dos prestadores de cuidados entrevistados salientaram a vantagem de um programa de tutoria para os novos prestadores de cuidados imigrantes, a fim de aliviar a carga dos gestores da instituição, por um lado, e evitar um sentimento de desvantagem entre os prestadores de cuidados existentes, por outro. A direção deve comunicar à equipa que os colegas estrangeiros precisam de mais apoio no período inicial devido à tensão pessoal. Uma das enfermeiras entrevistadas referiu que esta abordagem na sua unidade de cuidados exigia a compreensão da equipa de cuidados existente. A convicção de que é sempre possível ser uma equipa se todos os membros cumprirem o seu desempenho foi expressa por um dos diplomados entrevistados.

"Porque, independentemente da nossa origem, podemos ser uma equipa. Mas, como eu disse, ainda demora um pouco a chegar lá. De todos os lados, portanto não só dos estrangeiros que trabalham, mas também do nosso lado, tenho de o dizer. Toda a gente tem de contribuir um bocadinho para que isto funcione." (IG, segmento62)

5.8 A integração social dos prestadores de cuidados migrantes

Para além da integração profissional dos novos prestadores de cuidados imigrantes, a integração na comunidade social do local de trabalho e na sociedade é também importante. Os entrevistados sublinharam que as condições gerais na Áustria são muito mais fáceis atualmente do que no passado, uma vez que a proporção de imigrantes é maior. Tornou-se normal na sociedade que pessoas de diferentes origens vivam na Áustria. De acordo com um perito entrevistado, oriundo da imigração, é mais fácil obter uma autorização de residência na Áustria atualmente do que há 30 anos, quando emigrou para a Áustria. O entrevistado afirmou ainda que as dificuldades no início estavam sobretudo relacionadas com a língua, enquanto a integração social era fácil. Um dos entrevistados elogiou os esforços da direção, que deu muita segurança aos novos colegas, apoiando-os na procura de alojamento e no contacto com as autoridades.

Integração social no meio profissional

De acordo com os entrevistados, ambas as partes são sempre responsáveis por uma integração social bem sucedida no ambiente profissional. Os prestadores de cuidados estrangeiros não se limitam a fornecer a sua mão de obra, devem também poder participar na vida social e ser vistos como parte da equipa por todos os que se encontram na unidade de cuidados. Um dos enfermeiros entrevistados salienta a importância de os enfermeiros existentes e os enfermeiros estrangeiros da equipa se conhecerem uns aos outros, mas afirma ainda que os colegas imigrantes devem procurar ativamente integrar-se. Por exemplo, espera-se que os novos colegas estrangeiros se apresentem a todos no seu ambiente profissional e os informem sobre as suas competências profissionais e linguísticas. Outro dos prestadores de cuidados entrevistados afirmou que teria todo o gosto em prestar apoio na integração social, mas que os prestadores de cuidados imigrantes devem estar conscientes da sua decisão de migrar e das consequências associadas. Muitos dos prestadores de cuidados entrevistados consideram que os colegas mais jovens são mais abertos e abordam os novos prestadores de cuidados imigrantes sem preconceitos, mas que estes são inicialmente muito reservados. Por seu lado, os prestadores de cuidados de renome tentam ser imparciais e tratar os seus novos colegas estrangeiros com cortesia, mas esperam o mesmo deles em troca. Dois dos entrevistados afirmaram que a maioria dos prestadores de cuidados existentes estava interessada na vida, na cultura e no passado dos prestadores de cuidados imigrantes. Outro entrevistado afirmou que, pelo contrário, os seus colegas estrangeiros não tinham qualquer interesse na história e na cultura da Áustria e que o motivo da migração era puramente monetário. Houve concordância quanto à afirmação de que o espírito de equipa se perde quando os prestadores de cuidados existentes e os recém-chegados se retiram para os seus respectivos grupos sociais.

" ...Então, na verdade, assim que há dois ou três, às vezes há uma espécie de formação de gretzel... Sim, então para mim é tudo muito pouco espírito de equipa, eu digo. Então uma pessoa não se aproxima da outra e vice-versa também." (IC, Segmento 42)

Um dos prestadores de cuidados entrevistados sublinhou que a integração social está relacionada com a simpatia por uma pessoa e não com a sua origem. Esta afirmação foi confirmada por outro dos entrevistados, que disse que as caraterísticas das personalidades individuais têm mais influência na integração social do que a origem. Foi observado que os colegas estrangeiros se integram a ritmos diferentes consoante o seu país de origem. Os prestadores de cuidados dos Balcãs, em particular, conseguiram adaptar-se rapidamente e estabelecer ligações sociais. Apesar da barreira linguística, alguns dos prestadores de cuidados imigrantes conseguem integrar-se rapidamente no tecido social da equipa de cuidados, enquanto outros são muito fechados e os prestadores de cuidados existentes têm problemas em aceitá-los. Muitos dos entrevistados afirmaram que os papéis de género nos países de origem dificultam por vezes a integração social e que os homens têm mais facilidade em integrar-se do que as mulheres. Outra vantagem é o facto de os prestadores de cuidados estrangeiros já terem completado a sua formação na Áustria. Todos os entrevistados descreveram a integração social dos prestadores de cuidados estrangeiros como um processo de trabalho intensivo. Alguns dos peritos relataram uma crise na sua própria identidade e um sentimento de perda de valores devido à integração de vários colegas estrangeiros na equipa. Um dos entrevistados referiu que, com uma maioria de prestadores de cuidados estrangeiros na equipa, haveria uma espécie de efeito de inversão e os colegas austríacos existentes teriam de se reintegrar. Mais uma vez, muitos dos peritos entrevistados referiram a falta de conhecimentos linguísticos como um obstáculo à integração social. Quando os prestadores de cuidados migrantes utilizam as competências linguísticas que aprenderam para comunicar com os seus colegas, isso exige não só a integração social, mas também o aprofundamento e a consolidação da língua alemã. Por outro lado, um dos prestadores de cuidados entrevistados afirmou que a integração social no ambiente profissional falha quando os profissionais estrangeiros da sua própria origem comunicam na sua língua materna. Os entrevistados consideram também que a direção é responsável pelo sucesso do processo de integração social e que pode contribuir significativamente para o sucesso através de um apoio ativo. Foi aqui afirmado que é necessária uma intervenção imediata da direção se os trabalhadores existentes rejeitarem os prestadores de cuidados estrangeiros. A utilização de mentores como pessoas de contacto para os novos colegas imigrantes para promover a integração social também foi mencionada por muitos. Um dos enfermeiros entrevistados sublinhou a vantagem de um programa de tutoria permitir aliviar a carga da direção e de os colegas existentes não se sentirem prejudicados porque os enfermeiros estrangeiros não têm de se dirigir à direção do lar ou do serviço de enfermagem com todos os seus problemas. Afirmou ainda que os prestadores de cuidados migrantes devem confiar na equipa e exprimir as suas tensões e tensões. No que diz respeito ao requisito de integração social, um dos prestadores de cuidados entrevistados sugeriu a organização de eventos conjuntos, para além das reuniões oficiais, para dar aos prestadores de cuidados a oportunidade de se conhecerem melhor. Aprender sobre a cultura e as necessidades de diferentes nacionalidades é também uma experiência enriquecedora para todos os prestadores de cuidados. Os peritos entrevistados afirmaram que devem ser aplicadas as mesmas regras a todos os prestadores de cuidados da equipa. Um dos participantes referiu que os colegas estrangeiros eram recebidos com presentes. Na sua opinião, esta abordagem teve um impacto negativo na integração social e seria preferível investir esse dinheiro em actividades conjuntas para toda a equipa.

"Seria ótimo se pudessem colocar um cesto de oferta na caixa para nós e dizer: "Olá, para todos vós. Porque agora temos um novo empregado. E para que se possam conhecer melhor, sentem-se e bebam um copo de champanhe". Por exemplo... para que seja mais fácil para toda a gente". (IF, Segmento67)

De acordo com os prestadores de cuidados entrevistados, os residentes das unidades de cuidados nunca reagiram com rejeição em relação à integração social dos prestadores de cuidados estrangeiros. Muitos dos entrevistados afirmaram que os prestadores de cuidados estavam interessados na origem e na história pessoal dos seus colegas imigrantes. Na área da cooperação interdisciplinar, seria desejável uma maior atividade por parte do pessoal de enfermagem estrangeiro, a fim de estabelecer contacto com os terapeutas e os médicos.

A vontade de integração dos prestadores de cuidados imigrantes

Apenas alguns dos prestadores de cuidados entrevistados duvidaram da sua vontade de integração. O motivo da migração para a Áustria foi questionado em particular. Um dos prestadores de cuidados entrevistados sublinhou o pressuposto de que muitos dos profissionais estrangeiros vieram para a Áustria por causa do sistema social e que apenas alguns apreciam os valores da cultura ocidental. A expetativa de que as infra-estruturas fossem fornecidas pelo Estado de acordo com as necessidades religiosas dos profissionais imigrantes não era correta. No entanto, no processo laboral, a integração social é essencial e não é possível uma vida baseada na religião do país de origem. O entrevistado questionou se os prestadores de cuidados estrangeiros estavam dispostos a aprender a língua alemã. Alguns dos participantes afirmaram que alguns dos seus colegas imigrantes rejeitam a abordagem holística e centrada na pessoa dos cuidados na Áustria porque não a conseguem compreender. Sublinharam que existe, no entanto, um dever de adaptação à compreensão dos cuidados, ao bom nível de cuidados, às estruturas e à pressão do tempo.

"Todos os países têm culturas diferentes e eles têm de se integrar na nossa cultura. Isso era o mais importante. Porque, quer sejam tunisinos, bósnios ou o que quer que seja, todos têm uma abordagem diferente em relação aos cuidados. E têm de se adaptar a nós, porque aqui o sistema é diferente. E quando o fazem, para mim, isso é integração." (IG, Segmento68)

Os entrevistados expressaram que os novos prestadores de cuidados imigrantes precisam de estar conscientes da importância das festas culturais e religiosas na Áustria.

Requisitos para uma integração social bem sucedida dos prestadores de cuidados estrangeiros

De acordo com os peritos entrevistados, as condições para uma integração social bem sucedida dos novos prestadores de cuidados imigrantes devem ser tidas em conta já durante a fase de preparação. Ao recrutar prestadores de cuidados estrangeiros, deve assegurar-se que existe uma vontade de adaptação social e um interesse pela vida na Áustria. Para compreender melhor as necessidades dos residentes, é vantajoso familiarizar-se com a história e a cultura da Áustria. Um dos entrevistados acrescentou que os profissionais de saúde estrangeiros que, para além das suas qualificações profissionais, têm também respeito e apreço pelo modo de vida austríaco, conseguem integrar-se socialmente mais rapidamente. Uma sugestão para uma melhor preparação foi feita por outro dos prestadores de cuidados entrevistados. A aquisição da língua pelos prestadores de cuidados estrangeiros recrutados deveria ter lugar primeiro na Áustria e só depois a integração profissional. Como justificação, referiu a vantagem de esta abordagem poder também transmitir conhecimentos sobre a cultura austríaca.

5.9 A cultura dos prestadores de cuidados migrantes no meio profissional

Durante as entrevistas, os entrevistados associaram o comportamento dos prestadores de cuidados estrangeiros à cultura do seu país de origem. Revelaram que a mentalidade é caracterizada pela história e pelas diferenças culturais. Em particular, os prestadores de cuidados que imigram de países fora da Europa têm uma visão diferente do mundo, segundo os entrevistados. A falta de conhecimento dos colegas estrangeiros sobre a história da Áustria influencia a prestação de cuidados, porque eles não estão conscientes do que a geração que está agora a ser cuidada em cuidados de longa duração alcançou. Os prestadores de cuidados imigrantes não têm um sentimento de pertença ao povo austríaco e, por conseguinte, um sentido de responsabilidade pelos residentes. Os prestadores de cuidados entrevistados afirmaram que era compreensível que não se sentissem tão ligados aos idosos na instituição de cuidados. Um dos entrevistados referiu que há certamente países onde os idosos são tratados com muito respeito. Para outro entrevistado, depende da mentalidade o facto de os prestadores de cuidados migrantes perceberem os residentes como pessoas e as suas necessidades. Muitos sublinharam que, se houver vontade de integração cultural, a origem não desempenha qualquer papel. No entanto, a falta de adaptação à cultura austríaca é vista como um problema fundamental.

Cultura e comportamento do pessoal de enfermagem estrangeiro

De acordo com os prestadores de cuidados entrevistados, os prestadores de cuidados estrangeiros da Europa demonstram uma atitude mais aberta do que os colegas de outros continentes e são mais susceptíveis de aceitar os conhecimentos profissionais dos prestadores de cuidados existentes. Um dos entrevistados relatou um incidente em que chamou a atenção de um colega estrangeiro para a forma correta de trabalhar em termos de higiene quando cuidava de um residente, o que este rejeitou de forma zangada. Por outro lado, os prestadores de cuidados do

A maioria dos enfermeiros estrangeiros é muito reservada e muitos criticaram o facto de os novos colegas não se apresentarem. No entanto, a maioria dos enfermeiros estrangeiros é muito reservada e muitos criticaram o facto de os novos colegas não se apresentarem. Por exemplo, um dos entrevistados falou-nos de um prestador de cuidados estrangeiro que se sentou na sala de serviço no dia em que começou a trabalhar sem se apresentar. Por conseguinte, a equipa de cuidados não pôde designar o novo colega. Muitos referiram que os enfermeiros migrantes tinham um comportamento impensável para os enfermeiros austríacos. Os prestadores de cuidados estrangeiros têm de ser recordados várias vezes para cumprirem regras que são normais para os prestadores de cuidados existentes. Por exemplo, um dos entrevistados afirmou que já tinha acontecido na sua unidade de cuidados que colegas migrantes usassem auscultadores em serviço para ouvir música ou fossem constantemente abordados nos seus telemóveis privados.

"Sim, é preciso dizer-lhes certas coisas com mais frequência. Por exemplo, que não devem jogar no telemóvel enquanto estão de serviço. Ou para manterem os seus AirPods enquanto estão a trabalhar. Isso era algo que se tinha de dizer com mais frequência. "(ID, Segmento52)

Outro entrevistado atribuiu o comportamento mais à personalidade de cada prestador de cuidados estrangeiro e disse que o bom comportamento e a simpatia não se aprendem, mas têm de ser trazidos consigo. No que diz respeito à indução, muitos dos entrevistados criticaram o facto de os profissionais estrangeiros não ouvirem, parecerem convencidos dos seus próprios conhecimentos e prestarem cuidados à sua discrição, sem terem em conta a abordagem de cuidados centrados na pessoa estabelecida na Áustria. Cada vez mais se afirma que há pouco interesse na documentação dos cuidados, em particular. O facto de os colegas estrangeiros não admitirem quando não compreendem a informação é descrito como um problema fundamental. Os actuais prestadores de cuidados baseiam-se no pressuposto de que a informação transmitida será compreendida, pelo que a frequência dos erros aumenta. Este comportamento pode levar a consequências perigosas para os residentes, especialmente em situações de emergência. Um dos participantes na entrevista levantou a ideia de que este comportamento está relacionado com o receio de incomodar os actuais prestadores de cuidados ao fazer demasiadas perguntas. Um dos assistentes entrevistados observou que os prestadores de cuidados migrantes tendem a deixar as tarefas de cuidados para os prestadores de cuidados existentes devido à pressão do tempo.

O comportamento do pessoal estrangeiro de cuidados ao lidar com os residentes

Na interação com os residentes, todos os prestadores de cuidados entrevistados criticaram a falta de comunicação por parte dos prestadores de cuidados imigrantes. A compreensão completamente diferente dos cuidados foi também referida como um problema, uma vez que a falta de conhecimento dos cuidadores estrangeiros das necessidades dos residentes dificulta o estabelecimento de relações. Um prestador de cuidados entrevistado disse que os beneficiários dos cuidados só aceitam os novos prestadores de cuidados imigrantes quando sentem que são percebidos e compreendidos. Do ponto de vista profissional, a compreensão dos cuidados tem um impacto nos cuidados prestados nas actividades da vida diária. Um exemplo dado foi o facto de os colegas imigrantes demorarem muito pouco tempo a alimentar os residentes. Os próprios residentes mostram um interesse fundamental nos novos prestadores de cuidados e estão abertos à cultura e atitude que eles trazem consigo. Atualmente, os idosos são mais abertos e raramente há rejeição devido à origem do prestador de cuidados. Por vezes, apenas parecem surpreendidos com a aparência visual, se esta for diferente da dos prestadores de cuidados austríacos. Os entrevistados afirmaram que os seus colegas estrangeiros demonstram pouca consideração pelos residentes e vários referiram que os prestadores de cuidados imigrantes ouvem música alta enquanto prestam cuidados. Por vezes, na sua própria língua. As pessoas que sofrem de demência são particularmente sensíveis a este facto e sofrem com este comportamento.

A perceção subjectiva dos actuais prestadores de cuidados em relação à cultura e ao comportamento dos prestadores de cuidados estrangeiros

Muitos dos entrevistados afirmaram que não viam qualquer problema na cultura dos novos enfermeiros imigrantes e que as diferenças culturais não eram reconhecíveis. As áreas em que os colegas estrangeiros mostram interesse e as prioridades que estabelecem dependem da marca cultural. Verificaram-se diferenças na qualidade dos cuidados prestados pelos prestadores de cuidados austríacos e estrangeiros.

"... Depende da pessoa. Também já tivemos prestadores de cuidados que disseram: "Eu não faço isso". Ou sabemos que não se lavam corretamente. Podemos encontrar isso em todas as culturas, quer seja a nossa ou uma cultura estrangeira, não importa. Encontramo-lo em todo o lado. Ou alguém o faz corretamente e conhece os seus deveres ou não o faz". (IG, Segmento75)

Um dos entrevistados sublinhou nas suas declarações que o seu interesse está mais relacionado com a sua compreensão dos cuidados e que isso os impossibilita de compreender o conceito de cuidados holísticos. É por isso que os prestadores de cuidados migrantes dão pouco valor aos cuidados básicos dos residentes. Esta falta de interesse e de empatia leva a que os actuais prestadores de cuidados se afastem. Um dos assistentes de cuidados entrevistados descreveu a perceção de indiferença por parte dos prestadores de cuidados imigrantes e disse que, sem empatia pelos residentes, era inconcebível para ele/ela trabalhar na profissão de prestador de cuidados. Muitos dos prestadores de cuidados entrevistados afirmaram a importância de os seus colegas estrangeiros se adaptarem ao conceito de prestação de cuidados na Áustria. Mostrar respeito e apreço pelos residentes é essencial para ter acesso a eles. Os entrevistados afirmaram que não existe qualquer ligação entre os prestadores de cuidados imigrantes e os residentes. O afeto que os colegas existentes demonstram para com os prestadores de cuidados é algo que os entrevistados sentem que falta aos profissionais estrangeiros. Os residentes que sofrem de demência, em particular, são sensíveis e reconhecem se a simpatia é apoiada por um genuíno apreço por eles como pessoas. Alguns dos entrevistados tentaram explicar o seu comportamento a partir da perspetiva dos prestadores de cuidados atentos. Levantaram a hipótese de que, por detrás do comportamento dos seus colegas estrangeiros, está a pressão para fazerem tudo bem para não perderem a sua autorização de residência e que estes se sentem sobrecarregados pela forma de trabalhar que não lhes é familiar. No que diz respeito ao problema acima mencionado de não comunicar quando a informação não é compreendida, um dos enfermeiros qualificados entrevistados disse que os enfermeiros imigrantes podem ter tido inibições e esperavam que não houvesse consequências. Como os prestadores de cuidados estrangeiros na sua unidade de cuidados são muito jovens, também vê uma relação com a idade e explicou que um comportamento semelhante também pode ser observado entre os jovens da Europa de Leste. As únicas afirmações nas entrevistas que estavam diretamente ligadas à impressão cultural diziam respeito às diferenças de género. Um dos entrevistados questionou se os prestadores de cuidados do sexo masculino, que não estão autorizados a cuidar de residentes do sexo feminino devido a convicções religiosas e culturais, são adequados para exercer a profissão de prestador de cuidados na Áustria. Em segundo lugar, foram manifestadas preocupações quanto ao facto de muitos dos residentes serem de fé e religião e de importantes valores e tradições da nossa cultura se perderem com uma elevada proporção de prestadores de cuidados estrangeiros.

"Sim, uma vez que a nossa geração é, de facto, sim, quase me atrevo a dizer, um pouco religiosa, a religião é muito importante e, acima de tudo, católica. Imagino que se houver mais cuidadores estrangeiros, não haverá Natal. O que é que eles vão fazer no Natal? Não fazem a mínima ideia. A cultura é um grande problema aos meus olhos, certo? Como isso é, de facto, sim, parte da vida." (IB, segmento29)

Como solução, foi sugerido que os enfermeiros recrutados fossem preparados para a cultura austríaca no seu país de origem e que fossem explicadas as diferenças culturais que têm impacto nos cuidados de enfermagem, como a forma de lidar com o morrer e a morte.

Problemas de orientação cultural na equipa de cuidados

Os prestadores de cuidados entrevistados descreveram problemas na equipa de prestação de cuidados devido à marca cultural. Quando novos prestadores de cuidados estrangeiros se juntam à equipa, os colegas existentes ficam tensos de antemão. E embora não haja grandes diferenças culturais em relação aos prestadores de cuidados austríacos, existe o problema de os novos prestadores de cuidados imigrantes não mostrarem, por vezes, respeito pelos seus colegas de longa data. Devido a este comportamento, os entrevistados dizem que têm dificuldade em tratar os seus colegas estrangeiros com empatia. Um dos entrevistados referiu que alguns dos novos prestadores de cuidados não respeitam as regras gerais da equipa e os regulamentos da unidade de cuidados. Exigem um comportamento correto por parte dos novos enfermeiros estrangeiros e consequências por parte da direção, mas afirmam que o apoio de enfermeiros experientes também é necessário em caso de problemas culturais.

"... Ele faz tudo o que lhe apetece, penso eu. Chega sempre atrasado à entrega ou temos sempre de o chamar, não sabemos se vem agora, se está doente? Nós também lá estivemos ontem. Eu estive lá anteontem. Ele vem para o serviço noturno às sete. Isso também não é possível. Ele tem de dizer antecipadamente se vem ou não, o que não me parece correto para todos nós. Estamos todos a fazer um esforço, mas ele não aparece sem uma desculpa, sem nada. Sem razão, sem nada! Isso também não é possível". (IA, Segmento 14)

Mais uma vez, foi levantado o problema de os prestadores de cuidados migrantes não perguntarem se têm dificuldades em compreender. Em termos de cuidados quotidianos, os entrevistados manifestaram surpresa pelo facto de não obterem qualquer informação sobre a preparação de alimentos nas suas áreas estrangeiras, como a cozinha austríaca. Este facto é incompreensível para os entrevistados, uma vez que consideram que os prestadores de cuidados existentes são muito pacientes com as incertezas dos seus colegas imigrantes. Como já foi referido nos capítulos anteriores, os prestadores de cuidados entrevistados descreveram o facto de os empregados estrangeiros falarem na sua língua materna no seu trabalho diário como um grande fardo e interpretaram-no como uma falta de cortesia para com eles. Também foi manifestada preocupação pelo facto de os prestadores de cuidados estrangeiros fazerem acordos entre si para prestarem cuidados. Apesar dos contextos culturais por vezes muito diferentes, apenas alguns dos desafios foram descritos como um problema pelos entrevistados.

5.10 O papel da liderança no processo de integração

As declarações do pessoal de enfermagem entrevistado expressam claramente que a direção e, subsequentemente, os gestores dos lares e dos serviços de enfermagem em cada unidade de cuidados têm uma responsabilidade significativa no sucesso do processo de integração. Muitos dos entrevistados disseram que não tinham um planeamento específico para a integração de novos prestadores de cuidados imigrantes.

De acordo com os entrevistados, a política de pessoal da direção mudou nos últimos anos e decidiu compensar a falta de pessoal com prestadores de cuidados estrangeiros. Um dos prestadores de cuidados entrevistados afirmou que a direção estava mesmo a contar com uma percentagem predominante de 90 % de prestadores de cuidados estrangeiros. Para os entrevistados, faria mais sentido recrutar menos pessoal estrangeiro, mas apenas pessoal bem qualificado. No processo de recrutamento, deve ser dada especial atenção à vontade de integração dos candidatos e à probabilidade de adaptação cultural, para além das suas qualificações. De acordo com o pessoal de enfermagem entrevistado, os gestores dos serviços de cuidados têm pouca influência na seleção dos candidatos e na gestão do pessoal da instituição de cuidados. Têm de seguir as diretrizes da direção e integrar profissional e socialmente o pessoal de enfermagem estrangeiro que lhes é atribuído. Se a qualificação profissional na prática e/ou a integração falharem devido à falta de vontade dos enfermeiros imigrantes, muitos dos entrevistados consideram que a direção deve manter aberta a opção de rescindir o contrato de trabalho e enviar os enfermeiros estrangeiros de volta para o seu país de origem. Para uma integração bem sucedida a nível profissional e social, a implementação de um conceito de integração e familiarização é essencial para todos os enfermeiros entrevistados. Um dos enfermeiros entrevistados sugeriu a criação de listas de controlo em diferentes línguas para este efeito. O objetivo da direção deve ser integrar os especialistas estrangeiros o mais rapidamente possível. De acordo com os entrevistados, o proprietário da empresa, em particular, promove uma cultura de acolhimento muito aberta. A direção oferece apoio aos prestadores de cuidados imigrantes em qualquer altura, se tal for solicitado. No início, é-lhes disponibilizado alojamento e são ativamente apoiados na procura de alojamento e no processo de nostrificação. Para os entrevistados, este apoio e o apoio financeiro são um pré-requisito básico para a integração dos seus colegas estrangeiros, mas nas entrevistas criticaram a falta de exigências para a aquisição da língua e a avaliação dos progressos nas competências linguísticas. De acordo com os entrevistados, o controlo das competências linguísticas é da responsabilidade dos respectivos responsáveis pelos serviços de enfermagem. Um dos assistentes entrevistados referiu a vantagem de eventos conjuntos para promover a integração social e a aquisição de línguas. O intercâmbio linguístico também reduz o risco de os colegas estrangeiros não poderem aprofundar os seus conhecimentos de alemão devido ao aumento das chamadas telefónicas com os seus familiares no seu país de origem.

Os prestadores de cuidados entrevistados afirmaram que, para o processo de integração, era necessário investir sobretudo em recursos de tempo. Nas entrevistas, apelaram a que os enfermeiros estrangeiros fossem acompanhados por enfermeiros experientes da equipa, que apenas têm de se ocupar da familiarização profissional e não têm de trabalhar no serviço regular. Os colegas experientes devem acompanhar os novos prestadores de cuidados durante um período mais longo antes de lhes ser atribuída a responsabilidade por uma área residencial. Muitos dos entrevistados sublinharam a necessidade de destacar mentores da equipa de cuidados existente, a fim de promover a integração social na comunidade da unidade de cuidados. Além disso, um programa de tutoria oferece a oportunidade de aliviar a carga dos gestores dos serviços de acolhimento e de cuidados, uma vez que os colegas imigrantes têm um prestador de cuidados experiente como primeiro ponto de contacto.

De acordo com os entrevistados, os gestores dos lares e dos serviços de enfermagem desempenham um papel significativo no sucesso da integração. Por conseguinte, é da sua responsabilidade sensibilizar o pessoal de enfermagem existente, que está relutante em trabalhar com novos colegas imigrantes, falando-lhes sobre a cultura e o modo de vida no seu país de origem. Os gestores dos lares e dos serviços de enfermagem devem atuar como motivadores no apoio aos prestadores de cuidados estrangeiros. Cabe ao pessoal de enfermagem em serviço apoiar os seus colegas imigrantes no desenvolvimento da sua compreensão da enfermagem e incentivá-los a alargar os seus conhecimentos por iniciativa própria, fazendo perguntas quando têm problemas de compreensão.

"... Devem ouvir o que estou a explicar agora, ou talvez levar um pouco com eles e perguntar sempre. O mais importante é perguntar. Não devem ter vergonha nem nada do género. Devem apenas perguntar, talvez lhes deva dar confiança para o

fazerem." (IA, segmento 11)

De acordo com os entrevistados, os diretores dos serviços de acolhimento e de prestação de cuidados devem familiarizar o pessoal estrangeiro com as infra-estruturas do estabelecimento de cuidados, bem como com a organização estrutural e processual, quando começam a trabalhar.

Transmissão de informações pela direção

A informação transmitida pela direção foi uniformemente descrita pelos entrevistados como inadequada. Os actuais prestadores de cuidados receberam muito pouca informação da direção sobre os colegas recém-chegados. Exigiram que a direção informasse a equipa de cuidados sobre a formação/qualificações, a experiência profissional e os conhecimentos da língua alemã dos prestadores de cuidados estrangeiros. A área de atividade no país de origem do prestador de cuidados migrante é também uma informação extremamente importante para que o acolhimento possa ser adaptado em conformidade. Os actuais prestadores de cuidados, em particular, a quem é confiada a indução, necessitam de mais informações.

"Nada. Apenas foi dito que muitos prestadores de cuidados vêm deste sítio, mas não disseram nada." (IE, Segmento48)

De acordo com os entrevistados, a falta de informação leva a uma visão deficiente das competências profissionais do pessoal de enfermagem estrangeiro. Os entrevistados também vêem a informação para os novos prestadores de cuidados imigrantes como um ponto importante para o processo de integração. Acima de tudo, os entrevistados consideram que a informação sobre a área da enfermagem na Áustria é essencial para que os novos colegas possam avaliar realisticamente as suas actividades profissionais. A responsabilidade por esta tarefa deve ser assumida pessoalmente pela direção, para que os prestadores de cuidados estrangeiros também saibam quem é a direção da empresa. Outro ponto importante mencionado pelos prestadores de cuidados entrevistados foi a informação e a formação no que respeita a circunstâncias culturais, como o fornecimento de alimentos. Explicar a preparação e confeção das refeições é uma condição prévia para poder garantir os cuidados aos residentes.

O pessoal de cuidados entrevistado afirmou que a organização de todo o equipamento de trabalho deve ser garantida quando começam a trabalhar, para que os novos colegas imigrantes tenham um bom começo no seu novo ambiente profissional. Uma das enfermeiras diplomadas entrevistadas referiu que não tinha sido preparada qualquer roupa de trabalho para os prestadores de cuidados estrangeiros no seu primeiro dia de trabalho, o que significava que não podiam ser identificados como prestadores de cuidados pelos residentes e seus familiares. O restante equipamento de trabalho, como a chave ou os dados de acesso ao software de documentação dos cuidados, também não estava organizado.

De acordo com os entrevistados, a direção deve continuar a oferecer cursos de alemão e eventos conjuntos da equipa para consolidar e aprofundar as competências linguísticas dos prestadores de cuidados estrangeiros. Não se pode esperar que os prestadores de cuidados imigrantes se apresentem aos seus colegas sob a sua própria responsabilidade, uma vez que essa é uma tarefa dos gestores. Isto permite que toda a equipa forme uma base sólida para a integração dos prestadores de cuidados estrangeiros.

A valorização dos actuais prestadores de cuidados

Os entrevistados criticaram a valorização do pessoal de enfermagem existente. O pessoal de enfermagem existente sente-se sobrecarregado com o trabalho adicional de familiarização dos enfermeiros estrangeiros e declarou que não recebe qualquer reconhecimento por esse facto por parte da direção. Todos os colegas são tratados da mesma forma, independentemente da sua filiação na empresa. Consequentemente, os trabalhadores da equipa de cuidados existente sentem que a sua experiência não é valorizada, o que explica a falta de respeito demonstrada pelos seus colegas estrangeiros. O número crescente de enfermeiros imigrantes reforçou o sentimento de que o trabalho, os conhecimentos e a experiência dos enfermeiros veteranos estavam a perder valor. De acordo com os entrevistados, o elogio e o reconhecimento da equipa de cuidados existente são importantes para minimizar a sensação de que o foco está no desempenho dos prestadores de cuidados estrangeiros.

"Mas o que eu gostaria de ver (...) é que os actuais funcionários não sejam esquecidos. Porque também é uma tarefa para nós e é cansativo explicar tudo a alguém, dar-lhe formação e assim por diante. E também seria bom ver um pouco mais de reconhecimento da vida existente ou dos colegas integrados. Que se dissesse simplesmente: "Obrigado por dedicar um pouco do seu tempo". Ou, sim, mesmo que seja uma pequena prenda. Não precisa de ser nada de grande. Mas uma vez / longe disso, um agradecimento e algo do género: "Obrigado, fizeste tanto por eles e estiveste lá para eles e isso encorajou-os muito". "Isso teria sido bom uma vez. Portanto, não é só o pessoal estrangeiro que está sempre a ser elevado às alturas, mas também o pessoal existente. (IF, Segmento54)

Um dos enfermeiros licenciados entrevistados queixou-se da inadequação do processo de despedimento, a fim de conhecer as razões que levam os actuais enfermeiros a abandonar a empresa e, subsequentemente, poder adotar medidas para aumentar a satisfação dos trabalhadores.

Erros de gestão no processo de integração

Muitos dos entrevistados referiram erros de gestão no processo de integração em curso. Os prestadores de cuidados entrevistados sublinharam, em particular, os recursos limitados de tempo para a indução e a falta de informação. Um dos entrevistados ficou aborrecido com o facto de os gestores não terem o direito de criticar a qualidade dos cuidados, se nem os recursos de tempo nem a informação foram fornecidos de forma suficiente. Devido à falta de informação, o pessoal de enfermagem existente associou certas competências às qualificações do pessoal de enfermagem estrangeiro. Uma vez que a área de atividade dos colegas imigrantes no seu país de origem é muito diferente da da Áustria, não conseguiram satisfazer as expectativas da equipa de cuidados. Este facto gerou inquietação e insatisfação entre os actuais prestadores de cuidados.

Um dos entrevistados queixou-se da incapacidade da administração para definir parceiros de contacto claros (mentores), para que os colegas estrangeiros se dirijam à administração do lar ou do serviço de cuidados com todas as suas preocupações. Os prestadores de cuidados existentes sentiram-se prejudicados pelo maior empenho da direção do lar, apesar de a equipa ter acolhido calorosamente os

prestadores de cuidados imigrantes.
"Sim, acolheram-nos muito bem, devo dizer. Sim, alguns deles estavam talvez um pouco envolvidos demais, especialmente o diretor do lar, que / quero dizer, é claro que eles têm toda a família noutro país. E ele esforçou-se muito para os colocar num apartamento, para os aproximar um pouco mais da equipa, que, de qualquer forma, era muito adequada. Mas sim, ele continua a ser abordado por uma mulher tunisina e continua a voltar ao escritório. E sim, se calhar é preciso traçar um pouco mais os limites..." (ID, segmento37)
"...Agora está melhor outra vez, mas há uns meses atrás era uma coisa que todos se sentiam prejudicados..." (ID, Segmento 38)
Foi igualmente criticado o facto de a direção não ter obtido feedback do pessoal de enfermagem existente no que se refere à evolução das competências linguísticas. Além disso, não foi possível apresentar sugestões para melhorar o processo de integração.
As ofertas de boas-vindas organizadas pelos diretores do lar e dos serviços de cuidados para os novos prestadores de cuidados estrangeiros causaram especial agitação. Os prestadores de cuidados existentes sentiram-se prejudicados por esta situação e quiseram investir em eventos conjuntos da equipa.
Um dos assistentes entrevistados afirmou que a direção não prestou qualquer apoio aos trabalhadores existentes no processo de integração.

5.11 A integração de prestadores de cuidados estrangeiros como um alívio para a equipa de cuidados existente

O objetivo de recrutar pessoal de enfermagem do estrangeiro para reduzir a carga de trabalho do pessoal de enfermagem da empresa, reduzir a carga de trabalho e aumentar a qualidade dos cuidados pode certamente ser reconhecido nos depoimentos das entrevistas. Por exemplo, os entrevistados afirmam que a afetação de pessoal de enfermagem migrante é vista como positiva. O aumento quantitativo do pessoal é descrito como uma vantagem, uma vez que os colegas estrangeiros trabalham a tempo inteiro, o que reduz a carga de trabalho. Além disso, a experiência profissional que os colegas imigrantes trazem consigo é descrita como valiosa. Um dos entrevistados afirmou que é preciso estar grato pelo apoio. Sem o trabalho dos prestadores de cuidados imigrantes, os cuidados na Áustria já não poderiam ser mantidos, disse outro entrevistado. Os entrevistados afirmaram que a disponibilidade dos novos prestadores de cuidados estrangeiros para trabalhar é elevada e que estão preparados para assumir os serviços em falta em caso de ausência do pessoal por motivo de doença. Além disso, os prestadores de cuidados imigrantes podem ajudar a compensar a carga de trabalho adicional durante a fase de indução, quando o pessoal está ausente.
Os entrevistados referiram que a disponibilidade dos prestadores de cuidados estrangeiros para assumirem tarefas durante o período de Natal, uma vez que as festas cristãs não têm significado para eles, é muito apreciada pelos prestadores de cuidados existentes. Este facto traduz-se em vantagens significativas na organização da escala de serviço.
"Uma vantagem que notei é que estamos na época do Natal e tudo isso, certo? Porque eles agora não celebram o Natal, certo? Simplesmente organizam os seus

empregados durante a época natalícia. Depende sempre, isso corre sempre bem. Há quem se ofereça para dizer: "Sim, olá, estamos a celebrar, não sei, não há Natal no dia 24, podia organizar um turno para mim. "Portanto, isso é uma coisa positiva. (IC, Segmento 6)

Como já foi referido, muitos salientaram as vantagens do multilinguismo na equipa. Especialmente no contexto de um número crescente de migrantes na Áustria que têm de ser tratados em instituições de cuidados na velhice. Isto facilita a comunicação com os residentes, que podem exprimir mais facilmente as suas necessidades na sua língua materna. Os entrevistados vêem o multilinguismo como um recurso valioso, especialmente no que diz respeito ao trabalho biográfico e à demência entre residentes de origem estrangeira. Desta forma, é possível compreender o comportamento dos residentes com antecedentes migratórios e estabelecer uma relação.

5.12 Resumo dos resultados

A utilização de prestadores de cuidados estrangeiros para compensar a escassez de trabalhadores qualificados foi, em geral, considerada positiva pelos entrevistados. No entanto, dois dos entrevistados manifestaram fortes reservas quanto ao facto de a solução ser adequada para recrutar prestadores de cuidados estrangeiros. Justificaram este facto com o pressuposto de que o motivo que leva os prestadores de cuidados imigrantes a virem para a Áustria é o acesso a um bom sistema social. Do ponto de vista profissional, os enfermeiros entrevistados sublinharam que, embora os seus colegas estrangeiros trouxessem consigo uma grande quantidade de conhecimentos no domínio dos cuidados médicos e cirúrgicos, tinham grandes défices de competências nos cuidados básicos. Este facto foi repetidamente evidenciado na análise das entrevistas em muitas categorias e conduz a grandes problemas nos cuidados de enfermagem quotidianos. O conceito predominante de cuidados holísticos e centrados na pessoa na Áustria é estranho aos prestadores de cuidados imigrantes e ensiná-los a compreendê-lo é um desafio particular para os prestadores de cuidados existentes. A familiarização com os colegas estrangeiros foi descrita como um desafio correspondente. A comunicação também é particularmente difícil para os entrevistados. Isto diz respeito tanto à comunicação dentro da equipa de cuidados como com os residentes e tem um impacto na cooperação, no desenvolvimento da equipa e na qualidade dos cuidados. Não é apenas a barreira linguística que constitui um desafio, mas também a transferência de informação. O fluxo de informação profissional no seio da equipa é interrompido, uma vez que os prestadores de cuidados estrangeiros não transmitem a informação relativa aos cuidados ou fazem-no de forma insuficiente. O facto de o multilinguismo na equipa levar à formação de grupos foi descrito como um fardo. Os colegas imigrantes que têm a mesma língua materna e os prestadores de cuidados austríacos isolam-se nos seus respectivos grupos sociais. Isto leva a uma divisão na equipa e torna a colaboração mais difícil. Em particular, o facto de os prestadores de cuidados estrangeiros falarem na sua língua materna na presença dos prestadores de cuidados existentes é considerado stressante. No entanto, muitos peritos expressaram que o multilinguismo na equipa é também um recurso valioso porque pode melhorar a qualidade dos cuidados prestados aos residentes com

antecedentes migratórios. Culturais
As diferenças estão principalmente associadas ao comportamento dos prestadores de cuidados estrangeiros. De acordo com os entrevistados, alguns dos prestadores de cuidados migrantes não cumprem as regras formais ou informais, o que causa agitação na equipa de prestação de cuidados. No entanto, muitos dos entrevistados expressaram a sua compreensão e suspeitaram de inibições devido a défices linguísticos e à insegurança subjacente ao comportamento.
Os enfermeiros entrevistados consideram que a responsabilidade pelo sucesso do processo de integração dos novos colegas imigrantes cabe principalmente à direção. Muitos dos desafios e problemas encontrados devem-se à falta de preparação para o processo de integração, bem como ao apoio e informação prestados à equipa de enfermagem existente e aos enfermeiros estrangeiros. As informações sobre a formação, a experiência profissional, o campo de atividade anterior no país de origem e as competências linguísticas actuais são essenciais para familiarizar adequadamente os prestadores de cuidados estrangeiros. Durante a fase de familiarização, todos os entrevistados se queixaram dos escassos recursos de tempo. Deveria ser dado mais espaço à integração social na equipa de cuidados. Todo o processo deve ser adaptado em conformidade pela direção, tendo os entrevistados feito muitas sugestões de melhoria.
Apesar dos muitos desafios, o sentimento de alívio resultante do destacamento de prestadores de cuidados migrantes foi descrito nas entrevistas.

6 Discussão

Os resultados da análise das entrevistas são consistentes com as conclusões anteriores descritas noutras investigações ou na literatura sobre o tema. É surpreendente que em muitas áreas a perspetiva dos actuais prestadores de cuidados, que desempenham um papel essencial no processo de integração dos prestadores de cuidados migrantes, não seja tida em conta na literatura. Estas conclusões estão na vanguarda deste estudo e complementam, assim, o conjunto de conhecimentos sobre o tema.

Na literatura, a **integração de pessoal de enfermagem estrangeiro é justificada** com factos e números **como uma solução para** compensar a falta de pessoal. Por exemplo, a atualização da previsão das necessidades de pessoal da Gesundheit Osterreich GmbH prevê a necessidade de cerca de 200 000 enfermeiros até 2050. (Juraszovich et al., 2023)

Outra razão, de acordo com Goldgruber (2023), é o desenvolvimento geral da migração mundial devido a crises sociais e políticas e à globalização. (Goldgruber et al., 2023)

Faupel e Weiner (2023) descrevem mesmo o recrutamento de profissionais de enfermagem estrangeiros como não tendo alternativa, uma vez que o mercado de trabalho nos países de língua alemã quase esgotou o número de enfermeiros. (Faupel & Weiner, 2023)

Os resultados deste estudo revelam um quadro mais complexo, porque embora os entrevistados considerem positiva a abordagem da integração de prestadores de cuidados estrangeiros, esta não é vista como uma solução para a escassez de trabalhadores qualificados. Os entrevistados consideram que o investimento em tornar a profissão de prestador de cuidados mais atractiva, com melhores salários, e a expansão dos cuidados domiciliários são a solução. Também associam a integração dos prestadores de cuidados migrantes a um esforço adicional de familiarização, a problemas linguísticos e a uma autoimagem diferente em relação aos cuidados.

O problema da diferença de **compreensão dos cuidados de enfermagem entre os** profissionais de enfermagem nativos e estrangeiros é descrito em pormenor na literatura revista. Com os cuidados de enfermagem holísticos, os enfermeiros imigrantes são confrontados com uma visão completamente diferente da profissão de enfermagem. (Faupel & Weiner, 2023)

A cooperação entre os profissionais de saúde, para os quais a abordagem de cuidados holísticos e centrados na pessoa faz parte da sua identidade profissional, e os colegas que vêem os cuidados como uma profissão médico-técnica é descrita como difícil. Isto deve-se principalmente ao facto de os operadores das unidades de cuidados partirem do princípio de que os enfermeiros migrantes assumem a identidade profissional dos enfermeiros locais e ignoram o profissionalismo diferentemente definido dos trabalhadores estrangeiros. (Bossle & Kunhardt, 2022)

A explicação reside na formação dos prestadores de cuidados migrantes, muitos dos quais têm um grau académico e são altamente qualificados. (Faupel & Weiner, 2023) Foi repetidamente mencionado nas entrevistas que os cuidados básicos, a comunicação e as necessidades dos residentes não são importantes para os

prestadores de cuidados migrantes e que isso os sobrecarrega. Este facto pode ser atribuído à compreensão diferenciada da profissão de enfermagem e ainda não foi descrito com esta clareza noutros estudos.
Se analisarmos a afetação do pessoal de enfermagem estrangeiro noutros países, verificamos uma diferença significativa em relação ao presente estudo e à área de afetação nos cuidados de longa duração. Por exemplo, a área de afetação após o recrutamento nos EUA, que emprega uma elevada proporção de migrantes no sector dos cuidados, difere significativamente da da Áustria. A maioria dos enfermeiros estrangeiros nos Estados Unidos trabalha nos cuidados intensivos, na cirurgia ou no bloco operatório. (Shaffer et al., 2022)
A afetação dos prestadores de cuidados estrangeiros aos cuidados de longa duração é mais difícil, uma vez que uma grande parte dos cuidados básicos tem de ser prestada aqui. Por conseguinte, não se pode confirmar o desejo de afetar inicialmente os prestadores de cuidados imigrantes aos cuidados básicos, minimizando assim as dificuldades na assunção de responsabilidades. Isto também se reflecte nas entrevistas. Os entrevistados manifestaram o seu espanto pelo facto de os colegas imigrantes terem muitos conhecimentos e competências nas áreas médico-técnicas, mas não serem capazes de executar corretamente tarefas simples de cuidados básicos, como a higiene pessoal.
Isto mostra claramente a visão deficiente dos prestadores de cuidados existentes devido à afetação de profissionais estrangeiros aos cuidados de longa duração. As suas forças e conhecimentos não podem ser utilizados pelos prestadores de cuidados imigrantes. (Faupel & Weiner, 2023)
A este respeito, a colocação de especialistas estrangeiros nos cuidados de longa duração deve ser reconsiderada e o conteúdo da formação e o domínio de atividade no país de origem devem ser tidos em conta durante o recrutamento.
A falta de vontade **de assumir responsabilidades** por parte dos prestadores de cuidados imigrantes, que foi frequentemente criticada nas entrevistas, não é descrita na literatura analisada. Isto leva a supor que o comportamento dos prestadores de cuidados estrangeiros descrito pelos entrevistados de deixar a responsabilidade por certas actividades de cuidados aos seus colegas austríacos ou veteranos é uma má interpretação dos prestadores de cuidados existentes ou que a perspetiva dos prestadores de cuidados existentes ainda não foi tida em conta na literatura. A razão para a transferência de responsabilidades pode, portanto, residir também na falta de capacidade de expressão linguística.
A comunicação é citada em todas as fontes bibliográficas como um indicador importante para o êxito do processo de integração. Os resultados das entrevistas confirmam a discussão alargada da comunicação no processo de integração na literatura, uma vez que a categoria da comunicação foi a que recebeu mais declarações. No entanto, os enfermeiros entrevistados não só comentaram as competências linguísticas dos seus colegas estrangeiros, como também referiram a comunicação no seio da equipa, com a gestão e a sobrecarga dos enfermeiros com multilinguismo existentes na equipa.
A profissão de cuidados de saúde e de enfermagem exige um elevado nível de competência comunicativa, não só no intercâmbio profissional com os colegas e na equipa interdisciplinar. A comunicação com os residentes, em particular, é uma parte

essencial dos cuidados de enfermagem. (Moser, 2010)
Todos os prestadores de cuidados entrevistados afirmaram que os prestadores de cuidados imigrantes não tinham conhecimentos linguísticos. A falta de comunicação com os residentes, em particular, foi frequentemente citada, uma vez que representa um indicador de boa qualidade dos cuidados para os actuais prestadores de cuidados - em ligação com os cuidados holísticos. A comunicação no seio da equipa e a transmissão de informações relevantes para os cuidados foram também consideradas deficientes pelos entrevistados. Muitos deles descreveram como muito problemático o facto de o pessoal de enfermagem estrangeiro responder afirmativamente quando havia dificuldades de compreensão. Para além do défice linguístico, alguns dos entrevistados suspeitaram de outros obstáculos, como a inibição de se exprimirem incorretamente ou o medo de serem expostos por ainda não compreenderem a informação ou o seu conteúdo ao fim de meses.
Bossle e Kunart (2022) afirmam que não são apenas as competências linguísticas que desempenham um papel, mas também o tipo de comunicação, que é influenciado tanto pela cultura como pelos valores dos prestadores de cuidados imigrantes. (Bossle & Kunhardt, 2022)
Por conseguinte, não parece correto basear a comunicação apenas na aquisição de línguas. No entanto, os entrevistados afirmaram que não parece correto avaliar as competências linguísticas apenas com base nos certificados linguísticos exigidos por lei.
Faupel e Weiner (2023) também descrevem esta situação, afirmando que as competências linguísticas dos prestadores de cuidados estrangeiros são muito heterogéneas, apesar de um nível linguístico uniforme. (Faupel & Weiner, 2023)
Assim, os entrevistados descreveram a **familiarização** dos novos prestadores de cuidados imigrantes como difícil. O facto de a informação ter de ser repetida várias vezes e de ainda não haver certeza da sua compreensão foi descrito como um fardo. Embora a informação sobre um período de familiarização adequado variasse, muitos consideraram que os recursos de tempo eram demasiado curtos.
Isto também é confirmado pelos resultados do projeto TransCareKult no IG Landesnetzwerk Hessen. Note-se aqui que o processo de familiarização tem lugar "no trabalho" e que o trabalho quotidiano dos cuidadores que prestam a formação também tem de ser gerido à parte. (Gold et al., 2019)
A tarefa adicional de familiarização foi descrita pelos entrevistados como exigente e desafiante, e é uma conquista dos actuais prestadores de cuidados que não deve ser subestimada.
De acordo com Gold et al. (2019), a indução de novos cuidadores imigrantes é até percebida como um "castigo", pois requer muitos recursos de tempo. (Gold et al., 2019)
Este problema foi igualmente referido pelo pessoal de enfermagem entrevistado. Por conseguinte, foi considerada útil a concessão de tempo livre do serviço regular para familiarizar os novos colegas estrangeiros. A falta de iniciativa por parte dos prestadores de cuidados imigrantes também foi mencionada nos inquéritos. Os actuais prestadores de cuidados esperam que os novos colegas façam perguntas específicas. Se essas expectativas não forem satisfeitas, os actuais prestadores de cuidados interpretam esse facto como uma falta de interesse pela profissão de

enfermeiro.
A iniciativa pessoal é também descrita na literatura como um indicador do reconhecimento dos prestadores de cuidados estrangeiros. Existe uma forte correlação entre a iniciativa dos prestadores de cuidados estrangeiros e o seu reconhecimento como pessoa e profissional pela equipa de cuidados existente. (Gold et al., 2019)
Nas entrevistas, foram feitas muitas afirmações sobre a vontade de aprender e o empenhamento durante a formação. Não foi possível encontrar nada sobre este tema na literatura analisada.
Existem muitos capítulos na literatura sobre o tema da **integração social, desenvolvimento de equipas** e os desafios da cooperação entre **culturas** diferentes, que por sua vez são descritos em relação à comunicação e à compreensão dos cuidados. Nada deste tipo é explicitamente mencionado na literatura no que diz respeito às declarações feitas pelos enfermeiros inquiridos sobre as dificuldades que sentem na equipa e a expressão de empatia que os enfermeiros existentes mostram em relação aos seus novos colegas imigrantes.
No entanto, o domínio da cultura e da sensibilidade cultural é descrito em pormenor. No seu livro, Bossle e Kunart (2022) citam a variante do multiculturalismo, que pressupõe a subordinação à cultura dominante para evitar conflitos no seio da equipa de cuidados. Caracteriza-se pelo medo de perder os seus próprios valores e caraterísticas culturais. (Bossle & Kunhardt, 2022)
Este receio está patente nas declarações dos entrevistados, bem como no comportamento descrito dos prestadores de cuidados migrantes.
Faupel e Weiner (2023) sublinham a importância de reforçar a cultura de equipa através da exigência de competências interculturais e afirmam ainda que a integração falha devido à frustração da equipa de cuidados. As acções de formação sobre sensibilidade cultural devem evitar esta situação e consideram que o nível de gestão é o responsável (Faupel & Weiner, 2023)
O estudo sobre o projeto TransCareKult, por outro lado, descreve os limites da capacidade **da gestão** para influenciar o processo de integração e afirma que a gestão intermédia, sob a forma de chefes de enfermaria, ainda pode ter o maior impacto neste domínio. No entanto, o sucesso da integração social do pessoal de enfermagem estrangeiro depende sempre das pessoas individuais e da sua atitude. (Gold et al., 2019) Esta tese é melhor reflectida nas declarações dos entrevistados, uma vez que descrevem comportamentos individuais dos enfermeiros imigrantes que parecem dificultar a integração social. No que diz respeito ao comportamento dos actuais prestadores de cuidados, foram também descritas situações como gozar ou rir dos seus colegas estrangeiros devido à pronúncia ou expressão incorrecta da língua alemã. Um dos enfermeiros entrevistados tomou partido dos enfermeiros imigrantes e criticou o comportamento dos seus colegas.
O estudo TransCareKult também descreve uma série de comportamentos por parte dos actuais prestadores de cuidados, desde o desrespeitoso ao respeitoso. Os enfermeiros que tratam os seus novos colegas imigrantes com respeito raramente dão qualquer indicação sobre o comportamento daqueles que agem de forma desrespeitosa. (Gold et al., 2019)
Foram encontrados exemplos do papel da **gestão** no processo de integração em

alguns dos artigos académicos da literatura analisada. Foram feitas muitas declarações nas entrevistas e foi atribuída uma grande parte da responsabilidade pelo processo de integração tanto à direção como aos gestores das unidades de cuidados.
Um dos artigos descreve a integração de pessoal de enfermagem estrangeiro como um processo de gestão da mudança que requer mais do que apenas a adaptação da profissão de enfermeiro. A cultura e as estruturas da empresa também têm de ser adaptadas. Todos os trabalhadores afectados devem ser incluídos no processo, a fim de se conseguir uma atitude positiva em relação ao processo de integração. Isto inclui uma boa preparação para reforçar as competências interculturais e um conceito de integração bem pensado. (Faupel & Weiner, 2023)
Angelovski (2014) refere a necessidade de não limitar a formação para a integração apenas aos cuidados, mas de incluir a comunicação, os encontros e a cooperação entre pessoas de diferentes origens. (Angelovski, 2014)
De acordo com os entrevistados, não houve preparação para o processo de integração por parte da direção. Uma crítica particular foi o facto de não terem recebido qualquer informação sobre os seus novos colegas imigrantes. Os entrevistados também sentiram falta de apoio ao pessoal de enfermagem estrangeiro em termos de desenvolvimento linguístico. As entrevistas mostraram claramente que os enfermeiros estrangeiros também precisam de ser preparados para a cultura austríaca, a compreensão da enfermagem e o novo campo de atividade.
Esta afirmação encontra eco na literatura, que salienta a importância de incorporar os aspectos culturais na preparação dos prestadores de cuidados estrangeiros. (Goldgruber et al., 2023)
O pedido dos entrevistados para nomear mentores para os novos colegas imigrantes e o desejo de organizar actividades conjuntas com toda a equipa também é descrito na literatura como benéfico. (Faupel & Weiner, 2023)
Nos seus depoimentos, todos os prestadores de cuidados entrevistados sublinharam a importância de valorizar a equipa de cuidados existente e afirmaram que sentiam que a Fundação estava a concentrar-se nos prestadores de cuidados imigrantes. Não foi possível encontrar informação concreta sobre este assunto na literatura. Os comentários críticos dos entrevistados estão intimamente relacionados com o conceito de integração e a medida em que todos os componentes do processo de integração foram considerados. Se o processo de integração for planeado e bem preparado, tal como descrito na literatura, é muito provável que muitos problemas possam ser evitados.
Faupel e Weiner (2023) descrevem corretamente o processo de integração como uma tarefa conjunta de todos os indivíduos envolvidos e explicam que a adaptação das estruturas e dos processos, bem como a utilização de conhecimentos especializados, são necessárias para se ser bem sucedido. O fator humano deve ser sempre tido em conta. (Faupel & Weiner, 2023)
Esta afirmação pode ser deduzida dos resultados das entrevistas, uma vez que os entrevistados fizeram muitas sugestões para melhorar o processo de integração. No entanto, queixaram-se de não terem tido a oportunidade de participar ativamente.

7 Limitações

Como os recursos são limitados no âmbito de uma tese de mestrado e só foram efectuadas 7 entrevistas, este facto deve ser considerado uma limitação. Além disso, o campo de investigação está limitado às unidades de cuidados de um operador, o que restringe a perspetiva dos entrevistados. As circunstâncias relacionadas com a organização do processo de integração referem-se apenas a unidades de uma empresa, embora se trate de um estudo de caso e os resultados possam ser generalizados a casos semelhantes. Uma vez que o autor trabalha como gestor na empresa, este facto terá tido um impacto na condução das entrevistas e das análises. O processo de recrutamento não conseguiu chegar ao pessoal de enfermagem existente com experiência na integração de colegas estrangeiros de todas as unidades de cuidados da organização. No entanto, a estratégia de recrutamento foi adequada para recrutar um número suficiente de participantes, o afluxo de interessados foi bom e as entrevistas foram informativas. Na análise, foi atingida uma saturação dos dados. A triangulação deve ser considerada de forma limitada para os bons critérios, uma vez que a análise dos dados das entrevistas foi mantida simples e apenas sujeita a categorização. Os resultados foram disponibilizados aos entrevistados para validação comunicativa. No seu feedback, os entrevistados afirmaram que os problemas do processo de integração foram bem compreendidos. Não foram planeados outros passos no processo de validação. A inclusão de prestadores de cuidados estrangeiros do grupo de empresas no inquérito não era o objetivo do presente estudo; pode ser feita referência a outras investigações na perspetiva.

8 Conclusões

Os resultados dos inquéritos levam a concluir que os prestadores de cuidados existentes são basicamente positivos em relação à integração dos prestadores de cuidados estrangeiros. Os encargos e desafios com que descrevem ser confrontados diariamente estão intimamente ligados à informação e preparação dos prestadores de cuidados existentes e imigrantes para o processo de integração. O pressuposto de que é suficiente recrutar trabalhadores qualificados do estrangeiro e apoiá-los na procura de alojamento e no processo de nostrificação é fundamentalmente errado. Para organizar com êxito a integração, tanto a nível profissional como social, é necessário tratar antecipadamente todas as componentes da integração e envolver todas as pessoas envolvidas. As sugestões de melhoria feitas nas entrevistas são um recurso valioso que pode ser utilizado. Com base nesta discussão, pode ser desenvolvido um conceito de integração bem pensado. A sua implementação requer uma avaliação contínua e uma adaptação à situação individual das instituições de cuidados. Os actuais prestadores de cuidados são um dos grupos mais importantes no processo de integração, uma vez que lhes cabe implementar as medidas de integração na prática. Os encargos e desafios descritos nas entrevistas podem ser evitados ou minimizados através de uma boa preparação, informação e medidas de sensibilização. Uma informação suficiente sobre a origem, a cultura e os motivos dos prestadores de cuidados estrangeiros que migram para a Áustria pode ajudar a reduzir os preconceitos. A informação sobre o conteúdo da formação, o campo de atividade, a experiência profissional e a compreensão de enfermagem dos futuros colegas são pontos essenciais para que os actuais prestadores de cuidados se possam adaptar à integração. No entanto, não lhes compete definir o conteúdo do programa de indução. A responsabilidade pelo conteúdo do conceito de indução cabe claramente à direção e deve fazer parte do conceito de integração. Um bom conceito de indução, adaptado às necessidades dos prestadores de cuidados estrangeiros, constitui uma diretriz para a qual os prestadores de cuidados a quem é confiada a indução se podem orientar. Isto alivia a carga dos prestadores de cuidados existentes e reduz a pressão. Durante a fase de preparação, é necessário analisar atentamente a compreensão que os prestadores de cuidados estrangeiros têm dos cuidados, bem como a abordagem centrada na pessoa na Áustria. É uma tarefa particularmente difícil transmitir uma compreensão das diferentes percepções da profissão de enfermeiro. A atitude dos prestadores de cuidados imigrantes em relação à profissão de enfermagem como uma profissão que exige uma abordagem objetiva aos desafios dos cuidados diários é muitas vezes mal interpretada pelos prestadores de cuidados existentes como uma falta de interesse. Em especial nos cuidados de longa duração, as relações entre os residentes e os prestadores de cuidados desenvolvem-se também a nível emocional, o que torna difícil estabelecer limites pessoais. Além disso, nos países de origem dos profissionais estrangeiros, os cuidados básicos de enfermagem são geralmente prestados por familiares. Quando os prestadores de cuidados migrantes são confrontados com tarefas de cuidados básicos, sentem que as suas competências estão a ser negadas. Por conseguinte, é também essencial preparar os prestadores de cuidados estrangeiros para o novo campo de atividade e para a profissão de enfermeiro na Áustria. Para além das competências linguísticas, devem receber formação a nível profissional e social antes de serem integrados no serviço de enfermagem. Os quadros intermédios têm um papel particularmente importante a desempenhar no processo de integração. São o ponto de contacto para os prestadores de cuidados existentes e imigrantes e devem acompanhar o processo de integração com uma grande dose de conhecimento, empatia e orientação para a solução. Para além da formação profissional, social e culturalmente sensível, os gestores dos lares e dos serviços de enfermagem devem também receber formação especial em desenvolvimento de equipas, a fim de reconhecerem os problemas na equipa e, se necessário, tomarem medidas rápidas para contrariar a escalada. A direção é responsável pelo desenvolvimento de um conceito de integração tangível que abranja todos os domínios mencionados. Para que a integração do pessoal de enfermagem estrangeiro seja bem sucedida, duradoura e sustentável, é necessário investir tempo e recursos financeiros. Além disso, o pessoal de enfermagem existente deve ser reconhecido pelo trabalho adicional de formação e integração, caso contrário corre-se o risco de perder estes valiosos funcionários. Com estas medidas, muitas situações difíceis podem ser evitadas e a integração pode ser facilitada tanto para os prestadores de cuidados existentes como para os migrantes. Foi também efectuada uma investigação mais aprofundada sobre outras instalações de cuidados geridas por outros operadores e sobre a possibilidade de os resultados serem transferidos para o contexto agudo de um hospital. A investigação sobre a utilização de métodos participativos e culturalmente sensíveis com pessoal de enfermagem novo e existente também forneceu resultados valiosos para melhorar a qualidade dos processos de integração.

9 Bibliografia e lista de fontes

Angelovski, I. (2014). Conduzir equipas coloridas. *Pflegezeitschrift, Vol. 67, Issue 2,* 108-111.

Bachinger, N. (2009). *Da equipa de cuidados multiculturais à equipa de cuidados transculturais*. Dr. Muller.

Bachmann, A., & Wolf, J. (2007). Leading multicultural teams: A conceptualisation and empirical analysis of the need for different leadership styles. *The Journal of Business Economics*, *77*(10), 1035-1064.

Bettig, U., Frommelt, M., & Schmidt, R. (2012). *Fachkraftemangel in der Pflege: Konzepte, Strategien, Losungen*. medhochzwei Verlag.

Bonacker, M., & Geiger, G. (2021). *Migração nos cuidados: como a diversidade e a individualização estão a mudar os cuidados*. Springer.

Bossle, M., & Kunhardt, H. (2022). *Integração de trabalhadores estrangeiros nos cuidados de enfermagem: Teorias, conceitos e experiências pedagógicas e recomendações de enquadramento para a prática*. Hogrefe AG.

Dewes, A. (2022). Procedimentos de anonimização e pseudonimização de dados. Em *Data economy and data technology: How value is created from data* (pp. 183201). Springer.

Dresing, T., & Pehl, T. (2015). *Praxisbuch Interview, Transkription & Analyse: Anleitungen und Regelsysteme fur qualitativ Forschende*. dr dresing & pehl GmbH.

Ertl, A., Benfer, A., Bychowski, U., Gehlen, L., Geiger, I., Pickel, I., Spahn, C., Gulec, A., Angel-Cubillo, F., Becker-Reuter, M., Grieger, D., Demirci, S., Kraus, B., Zanier, G., Baric-Budel, D., Al Baghouti, G., Taspunar, F., Artmeyer, A., Kloos, E., . . Foitzik, A. (2022). Para cuidados geriátricos culturalmente sensíveis. Um folheto. In.

Faupel, A., & Weiner, T. (2023). Integração de pessoal de enfermagem internacional. Como o trabalho em equipa intercultural é bem sucedido. *Thieme CNE Nursing Management*, *16*, 2-16.

Fent, T., Furnkranz-Prskawetz, A., Hammer, B., & Danhel, G. (2019). Mudança demográfica - condições de enquadramento alteradas para o Estado-providência?

Feustel, R. (2021). *Dedução e indução*. Universidade de Leipzig. Recuperado em 20.04.2024 de https://home.uni-leipzig.de/methodenportal/deduktion_induktion/

Flick, U., von Karkoff, E., & Steinke, I. (2009). *Investigação qualitativa: Um manual.* Rowohlt.

Gleitsmann, M., Graser, G., Linder, A., Meissner, P., Mittelbock, H., Sengschmid, E., Zalesak, M., & Zanol, A. (2022). *Análise do potencial de mão de obra qualificada dos migrantes na Áustria*.

Gold, C., Smeaton, S., Maliki, S., Tersch, M., & Schulze, U. (2019). Uma cultura de boas-vindas mal arrefecida. Resultados de um estudo qualitativo sobre a situação dos prestadores de cuidados recém-imigrados em instalações de internamento. *Pflegewissenschaft- Zeitschrift fur Pflege, Pflegeforschung, Pflegepraxis und Pflegemanagement*, *22*(3/4), 130-141.

Goldgruber, J., Dohr, S., & Hartinger, G. (2023). Migração - Desafio e oportunidade para o futuro dos cuidados de enfermagem. *ProCare*, *28*(3), 52-55.

Hahn, S. (2023). *Investigação histórica das migrações*. Campus Verlag.

Herlach, S. (2021). Bem-vindo à Alemanha. *CNE Care Management*, *8*(04), 4-11.

Universidade de Ciências Aplicadas de Fulda. (2020a). *Dossiê nacional da Bósnia e Herzegovina*. Obtido em 07.01.2024, de https://www.hs-fulda.de/fileadmin/user_upload/RIGL/IntIP/Country_dossier_Bosnia_and_Herzegovina.pdf
Universidade de Ciências Aplicadas de Fulda. (2020b). *Dossiê do país República das Filipinas*. Recuperado em 07.01.2024 de https://www.hs-fulda.de/fileadmin/user_upload/RIGL/IntIP/Laenderdossier_Philippines.pdf
Holzweber, L., Pilwarsch, J., Zach, M., Grubock, A., Mathis-Edenhofer, S., & Wallner, A. (2022). Relatório anual de registo das profissões de saúde 2021.
Hormel, U., & Scherr, A. (2010). *Discriminação*. Springer.
Janssens, U., Addo, M. M., & von Bergwelt-Baildon, M. (2022). A pandemia COVID-19 - um evento histórico. *DMW-Deutsche Medizinische Wochenschrift, 147*(20), 1297-1298.
Juraszovich, B., Rappold, E., & Gyimesi, M. (2023). Previsão de pessoal de enfermagem. Atualização para 2050. atualização da previsão das necessidades de pessoal de enfermagem para 2030. relatório de resultados.
Kline, D. S. (2003). Push and pull factors in international nurse migration (Factores de pressão e de atração na migração internacional de enfermeiros). *Journal of nursing scholarship*, *35*(2), 107-111.
Krings, T. (2013). From "Foreign Employment" to the Red-White-Red Card: Social Partnership and Migration Policy in Austria. *Jornal Austríaco de Ciência Política*, *42*(3), 263-278.
Kuckartz, U. (2018). *Análise qualitativa de conteúdo. Métodos, prática, suporte computacional, 4a ed., São Paulo: Editora abril.* Beltz Juventa.
Lenhart, M. B. (2018). *Migração de trabalhadores de cuidados para a Áustria: uma análise empírica*. Peter Lang International Academic Publishers.
Mayer, H. (2022). *Aplicação da investigação em enfermagem: Elemente und Basiswissen fur Studium und Weiterbildung 6th, uberarbeitete Aufl.* . Facultas.
Mayring, P. (2016). *Introdução à investigação social qualitativa*. Beltz.
Mayring, P. (2022). *Análise de Conteúdo Qualitativo: Fundamentos e Técnicas* (13ª ed.). Beltz.
Moser, C. (2010). *A migração de prestadores de cuidados qualificados dos novos Estados-Membros da UE - uma análise da literatura e entrevistas qualitativas com gestores de serviços de cuidados vienenses* [Tese de diploma]. Universidade de Viena.
Pleschberger, S., & Holzweber, L. (2019). Avaliação da alteração do GuKG 2016. relatório de progresso.
Rappold, E., & Juraszovich, B. (2019). Previsão da procura de pessoal de enfermagem na Áustria.
Rohleder, C. (2012). Demografia e mudança demográfica. *Lebenslage und Lebensbewaltigung*, 217.
Rottenhofer, I., Bronneberg, G., Glatz, W., & Steier, A. (2003). *Currículo aberto de cuidados gerais de saúde e enfermagem*. (3851590686). Instituto Federal Austríaco de Saúde Pública
Schonherr, D. (2021). Condições de trabalho nas profissões de enfermagem; avaliação especial do índice austríaco de clima de trabalho. *Viena: Ministério*

Federal dos Assuntos Sociais, Saúde, Cuidados e Proteção do Consumidor.
Shaffer, F. A., Bakhshi, M., Cook, K., & Alvarez, T. D. (2022). Recrutamento internacional de enfermeiros para além da pandemia de COVID-19: Considerações para o líder da força de trabalho de enfermagem. *Nurse Leader*, *20*(2), 161-167.
Ministério dos Assuntos Sociais. (2024a). *Registo das profissões da saúde.* Ministério Federal dos Assuntos Sociais, Saúde, Cuidados e Proteção do Consumidor. Obtido em 20.04.2024 em https://www.sozialministerium.at/Themen/Gesundheit/Medizin-und-Gesundheitsberufe/Gesundheitsberuferegister.html
Ministério dos Assuntos Sociais. (2024b). *Nostrificação de certificados escolares estrangeiros.*
Ministério Federal dos Assuntos Sociais, da Saúde, da Assistência e da Defesa do Consumidor. Obtido em 20.04.2024 de https://www.bmbwf.gv.at/Themen/schule/schulrecht/anauschubi/nostr.html
Stolle-Wahl, C., & Reinhardt, D. (2022). Juntos contra a discriminação. *Pflegezeitschrift*, *75*(8), 38-41.
Tahic, Z. (2023). Emprego de prestadores de cuidados estrangeiros - oportunidades e riscos para a Áustria / apresentado por Zerina Tahic.
Winter, K., & Sassenberg, K. (2022). Categorização social, estereótipos, preconceitos. *Manual de psicologia da paz.*
Witzel, A. (1985). *A entrevista centrada no problema.* Beltz.
Zegelin, A. (2023). Porque é que os prestadores de cuidados estrangeiros demoram tanto tempo a chegar aqui. *Pflege Professionell - Das Fachmagazin*, *31*.

10 Agradecimentos

Gostaria de aproveitar esta oportunidade para agradecer a todas as pessoas que tornaram possível os meus estudos e a redação desta tese.

Gostaria de agradecer especialmente ao Sr. Simon Krutter Ph.D., BA pela sua excelente supervisão durante o trabalho de investigação. Com paciência, respondeu sempre às minhas perguntas e partilhou comigo os seus conhecimentos e experiência. Assim, pude compreender e implementar o processo de investigação qualitativa.

Gostaria também de agradecer ao meu empregador pelo apoio e pelos recursos de tempo que me foram disponibilizados para os meus estudos. Além disso, pela oportunidade de ter efectuado o meu trabalho de investigação no grupo de empresas.

Gostaria de expressar os meus sinceros agradecimentos aos participantes nas entrevistas do meu estudo, pois sem a sua experiência e tempo, que me disponibilizaram, não teria sido possível realizar este trabalho.

Gostaria de agradecer ao Bernhard, amigo do meu filho, que, como professor de inglês, se encarregou da tradução correta do meu resumo para inglês. Gostaria também de agradecer ao meu amigo Herwig Hutegger pela revisão de toda a tese, que investiu muitas horas a verificar a gramática e a ortografia do meu trabalho.

Estou particularmente grata à minha família, que quase teve de passar sem mim durante meses. Muito obrigada pelo vosso apoio na prestação de cuidados às crianças, na cozinha, nas compras, no conforto e no apoio que me deram.

Muito obrigado também à minha querida amiga e colega Bettina, que sempre conseguiu animar-me nos momentos difíceis e fazer-me rir com o seu sentido de humor especial.

11 Apêndice

Seeboden, 11.12.2023

Carta de informação e declaração de consentimento para participação no estudo

Caro pessoal de enfermagem do ,

Fico muito contente por estar interessado no tema do meu trabalho. Sou gestora do serviço de enfermagem e estou atualmente a estudar no programa de Ciências da Saúde e Liderança na Universidade Médica Paracelsus de Salzburgo. No âmbito dos meus estudos, estou a escrever a minha tese de mestrado sobre o tema "**A integração do novo pessoal de enfermagem estrangeiro no serviço de enfermagem e na equipa".** O objetivo desta carta é informá-lo sobre o objetivo da tese e o procedimento a seguir. Por favor, leia o texto com atenção e, se tiver alguma dúvida, terei todo o gosto em responder-lhe.

A participação no estudo é voluntária e pode desistir do mesmo em qualquer altura, sem necessidade de indicar os motivos. A recusa em participar ou a retirada antecipada do estudo não terá consequências profissionais ou pessoais adversas para si.

1. Informações sobre o estudo

As condições gerais do sector dos cuidados de saúde e a falta de pessoal que se faz sentir exigem medidas alargadas para recrutar novos trabalhadores. Uma solução é o recrutamento de pessoal de enfermagem do estrangeiro, como tem vindo a ser praticado no nosso grupo há vários meses. Com a integração de colegas do estrangeiro, há uma série de desafios que têm de ser ultrapassados, mas também oportunidades que devemos aproveitar.

Qual é o objetivo deste estudo?

O objetivo é integrar as preocupações, as necessidades e as sugestões do pessoal de enfermagem existente no processo de integração, melhorando assim o processo e a qualidade do trabalho em equipa.

Porque é que lhe é pedido para participar?

A fim de melhorar a aplicação prática do processo de integração na vida quotidiana e de poder oferecer-vos mais apoio na prática, procuro profissionais de saúde experientes. Gostaria de vos pedir que me facultassem os vossos conhecimentos e experiência sob a forma de uma entrevista de peritos para a preparação da minha tese de mestrado.

para as disponibilizar. As entrevistas a peritos são uma forma específica de entrevista que está interessada em corpos de conhecimento muito específicos. Neste caso, trata-se da experiência de familiarização de enfermeiros migrantes do estrangeiro.

Quem pode participar no estudo?

Se preenche os critérios abaixo e está interessado em participar no estudo, gostaria de lhe pedir que me contacte para participar no estudo:

- Prestadores de cuidados e assistentes de cuidados qualificados com e sem antecedentes migratórios
- um historial de funcionamento de, pelo menos, 1 ano

- 5 anos de experiência profissional na Áustria

Em que consiste a participação no estudo?

Enviei-lhe esta carta convidando-o a participar no estudo numa base voluntária. Estão previstas entrevistas com especialistas, com uma duração aproximada de 40 minutos, no local do estabelecimento de cuidados ou através de videoconferência, sobre as suas experiências em matéria de acolhimento e integração de pessoal de enfermagem estrangeiro.

Se estiver interessado e disposto a participar, contacte-me e combinaremos a hora e o local exactos.

Antes do início da entrevista, será informado novamente sobre o estudo e sobre tudo o que pode esperar em relação à entrevista. Assinará um formulário de consentimento em separado. Todas as entrevistas serão gravadas em áudio utilizando um dispositivo de gravação digital sem mencionar o seu nome ou qualquer outra indicação da sua identidade. As entrevistas serão transcritas na íntegra e analisadas. Em vez do seu nome, será utilizado um pseudónimo e serão eliminadas todas as referências à sua pessoa. Deste modo, é impossível que alguém tire conclusões sobre si enquanto pessoa a partir da entrevista escrita. Esta medida é necessária para revogar a sua participação e para poder cumprir o pedido de eliminação dos seus dados.

Existem riscos?

Não existem riscos associados à participação no estudo.

É necessário participar até ao fim?

Pode revogar a sua vontade de participar e retirar-se do estudo em qualquer altura, sem necessidade de justificar a sua decisão.

Há custos ou outras desvantagens?

Não há custos para si. Para além do tempo necessário para participar, o estudo não tem consequências ou desvantagens para si.

2. Proteção de dados

Se tiver quaisquer preocupações, perguntas ou reclamações sobre o processamento de dados e a conformidade com os requisitos de proteção de dados, pode, naturalmente, contactar-me em qualquer altura.

Tomarei todas as medidas razoáveis para garantir a proteção dos seus dados em conformidade com o Regulamento Geral sobre a Proteção de Dados (RGPD) e outras leis.

3. O que acontece com os dados recolhidos?

Os ficheiros áudio são apagados após a transcrição (=transcrição para uma forma escrita). Os dados pseudonimizados são conservados durante um período de 10 anos.

4. Autorização para efetuar o estudo

A autorização para a realização do estudo e das entrevistas com os peritos foi concedida pela direção da empresa, pelo chefe do departamento de Recursos Humanos e pelo conselho de empresa.

5. Declarações de consentimento

Receberá duas declarações de consentimento juntamente com esta carta. Leia-as à vontade. Fornecer-lhe-ei informações mais pormenorizadas sobre o objetivo do inquérito. Se quiser apoiar o meu estudo, queira assinar as duas declarações de

consentimento antes de participar na entrevista.
Ficaria muito satisfeito com a vossa participação voluntária! Muito obrigado pelo vosso apoio!
Com os melhores cumprimentos
Alexandra Konig

Guia de entrevista

Título da obra

A integração do novo pessoal de enfermagem estrangeiro no serviço de enfermagem e na equipa

Informações preliminares

Foram informados sobre o procedimento, o objetivo desta entrevista e o tratamento dos seus dados. Gostaria também de os informar que as respostas às perguntas dizem exclusivamente respeito à sua experiência de trabalho no Grupo. A experiência anterior sobre o assunto não faz parte do estudo.

1. **Como vê a integração de pessoal de enfermagem estrangeiro no serviço de enfermagem como solução para a falta de pessoal nos cuidados de longa duração e o que entende pelo termo integração em relação ao serviço de enfermagem?**
2. **Quando pensa na integração de novos funcionários, que pontos são particularmente importantes para si?**

2.1. O que é que um novo prestador de cuidados deve saber sobre os cuidados a prestar aos residentes e como é que se vive o dia a dia dos cuidados quando se trabalha em equipa com pessoal estrangeiro?

2.2. O que significa para eles a documentação de enfermagem no seu trabalho quotidiano e que benefícios vêem nela? Que desafios enfrenta quando ensina os aspectos fundamentais da documentação de enfermagem como fonte de informação e garantia de qualidade a novos profissionais de enfermagem estrangeiros?

2.3. Quando pensa nas estruturas e na organização do seu local de trabalho, o que é que um novo empregado precisa de saber? Na sua opinião, existem algumas caraterísticas especiais no que diz respeito ao pessoal de enfermagem estrangeiro?

2.4. Que pessoas da empresa e dos parceiros de cooperação deve um novo prestador de cuidados conhecer definitivamente e porquê? Como é que a apresentação a estas pessoas funciona na prática?

2.5. Quando pensa em situações de crise e de emergência, como é que o comportamento e os procedimentos em tais casos são treinados no período que antecede a indução? Qual é a sua experiência de trabalho com novos colegas estrangeiros em situações de emergência?

2.6. Como é que se sente quando dá formação a um novo colega? Faz alguma diferença para si se ele for um prestador de cuidados estrangeiro?

2.7. Que prazo definiu para a admissão de um novo empregado? Avaliaria o período de tempo de forma diferente para um colega estrangeiro e porquê?

3. Para além da formação profissional, os novos especialistas devem também ser integrados na empresa, na comunidade e na equipa. Que experiências tem tido a este respeito e quais são os maiores desafios? Quais as vantagens que daí

resultaram?

3.1. A profissão de enfermeiro é uma profissão que exige muita comunicação. Como é que vê o aspeto "língua e profissão" em relação aos empregados estrangeiros? Quais são as vantagens do multilinguismo na equipa?

3.2. Como é que eles se comportam quando trabalham com colegas de origem estrangeira no serviço de dia?

3.3. Quando pensa em culturas estrangeiras, quais são os desafios que encontra no trabalho quotidiano de prestação de cuidados? Como é que lida com as diferenças culturais quando trabalha com novos prestadores de cuidados estrangeiros? Como é que vê a reação dos residentes aos novos prestadores de cuidados de outras culturas?

3.4. Como vêem os encargos pessoais do pessoal de enfermagem estrangeiro que começa a trabalhar num país estrangeiro? Como é que vivenciam as situações em que os seus colegas estrangeiros lhes falam desses encargos?

3.5. Que impacto pessoal tem a integração de prestadores de cuidados estrangeiros? Existe alguma preocupação, receio ou inquietação da sua parte quando vários prestadores de cuidados de origem estrangeira são integrados na equipa?

4. Como encara o papel da direção da empresa ou da direção da organização na integração do pessoal de enfermagem estrangeiro?

4.1. Em que domínios deve a direção apoiar a integração?

4.2. Que tipo de apoio considerou particularmente útil para a familiarização e integração de colegas estrangeiros?

4.3. Que informações receberam antes de os novos colegas de origem estrangeira começarem a trabalhar? Que informações pretendiam para poderem iniciar o processo de integração bem preparados?

4.4. Há medidas específicas que gostaria de ver tomadas pela direção da empresa, pela direção do serviço de cuidados ou pela direção do lar?

5. Há mais alguma coisa que seja importante para eles no que respeita à familiarização e integração de colegas estrangeiros? O que é que gostaria de ver no futuro?

entrevista_4.m4a

E - Bem, depois direi que já falámos de tudo até agora. E começo então com a primeira pergunta. Como é que vê a integração de pessoal de enfermagem estrangeiro no serviço de enfermagem como solução para a falta de pessoal? #00:00:17-2#

B: (...) Posso responder? #00:00:24-2#

I: Sim, por favor. #00:00:24-2#

B: Sim, penso que é uma solução muito boa. Acima de tudo, ajudou-nos muito. Temos dois deles e acho que é uma óptima solução, devo dizer. Acima de tudo, ambos trabalham a cem por cento, intervêm muito. Por isso, tem-nos ajudado imenso. #00:00:54-3#

E - Onde estão os prestadores de cuidados de que está a falar? #00:00:59-4#

B: De que tipo de país? #00:01:06-4#

I: Sim, exatamente. #00:01:06-5#

B: Da Tunísia. #00:01:06-5#

E - Tem outros na equipa, outros prestadores de cuidados de outros estados ou de outros países? #00:01:15-5#

B: Também temos um licenciado da Hungria. Mas, de resto, nem por isso, não. #00:01:20-2#

E - O que é que geralmente entende pelo termo integração em relação aos cuidados? #00:01:30-6#

B: Sim, que não os tenhamos lá apenas para trabalhar, mas que os envolvamos realmente na equipa. Por exemplo, na festa de Natal, que eles estejam lá. Que sejam realmente incluídos na equipa e que sejam vistos como parte dela. E sim, também nos cuidados, que também sejam vistos como um membro da equipa de cuidados aos residentes e que não sejam vistos de outra forma. Mas, na verdade, normalmente como um prestador de cuidados. Portanto, do ponto de vista dos residentes e dos familiares também, claro. #00:02:17-8#

E: Quando pensa na admissão de novos funcionários, que outros pontos são geralmente particularmente importantes para eles? #00:02:26-9#

B: Em primeiro lugar, a língua é muito importante. Por outras palavras, que se tenha de facto algum conhecimento de alemão desde o início. E que o programa de iniciação seja feito, tanto quanto possível, em alemão. Porque depois é preciso saber falar alemão com os residentes e tudo o mais / A dada altura, eles têm de saber falar alemão, para os nossos residentes e para os seus familiares. E esse é um ponto muito, muito importante. E também lhes daria um pouco mais de tempo de familiarização, para que conheçam realmente todos os residentes, todos os passos, os procedimentos. É simplesmente diferente aqui do que noutros países. E sim, é preciso investir muito tempo, porque quanto melhor funcionar, melhor. #00:03:30-5#

Seg. não.	Nome do documento	Código	Segmento	Parafrasear	Generalização
1	B1	Assunção de responsabilidades	E também disse à [pessoa] que isso ajuda / a gentileza por si só não é suficiente. Não consigo fazê-lo quando ele me diz: "Dói-me aí atrás", "Sim, sim, sim, sim". Isso não funciona. E se tudo for assim, então é um problema. Enquanto ainda houver um falante de alemão lá, ele vai ficar preso a isso, certo? Eles vêm e eu falo com eles ou falo com eles uma vez. E depois eles têm um trabalho mais fácil, certo? Não estão sobrecarregados com nada. Fazem o seu trabalho e são simpáticos. Mas isso não é suficiente nos cuidados geriátricos, pois não?	A bondade não é suficiente. Quando os residentes manifestam dor, não basta dizer simplesmente que sim, isso não funciona. Se esta é a abordagem geral, é um problema. Os prestadores de cuidados existentes são sobrecarregados com a responsabilidade. Os prestadores de cuidados estrangeiros fazem o trabalho planeado e são simpáticos. Demasiado poucos nos cuidados geriátricos	Queixas de saúde dos residentes: • Não há reação em caso de dor, apenas "Sim" é respondido. • Se ninguém da equipa de cuidados existente estiver disponível, não há intervenção em caso de queixas de saúde dos residentes. Confiar nos prestadores de cuidados existentes: • Exposição dos actuais prestadores de cuidados a todas as queixas de saúde dos residentes. • Se o tempo for essencial, as tarefas de enfermagem são transferidas para os prestadores de cuidados existentes. Necessidades dos residentes: • Falta de atenção às necessidades dos residentes, por exemplo, se foi servida comida suficiente • Negligenciar
2	B2	Assunção de responsabilidades	Então, vejo mais igualdade, não é? As pessoas confiam mais em quem está	Vejo uma falta de responsabilidade em confiar no pessoal de enfermagem	

			lá, não é? Porque não se sentem tão responsáveis. Fazem o que podem, gg? E o outro, bem, o segundo está lá, gg? E o que não funciona, não funciona. Por isso, se não resulta com o tempo, então resolve-se sozinho	existente. Não há sentido de responsabilidade, fazem o que podem. As actividades que não se esgotam no tempo são negligenciadas.	actividades de cuidados básicos, como a higiene pessoal, quando sob pressão de tempo. Documentação de cuidados: • A negligência de enfermagem não é documentada, o que significa que o

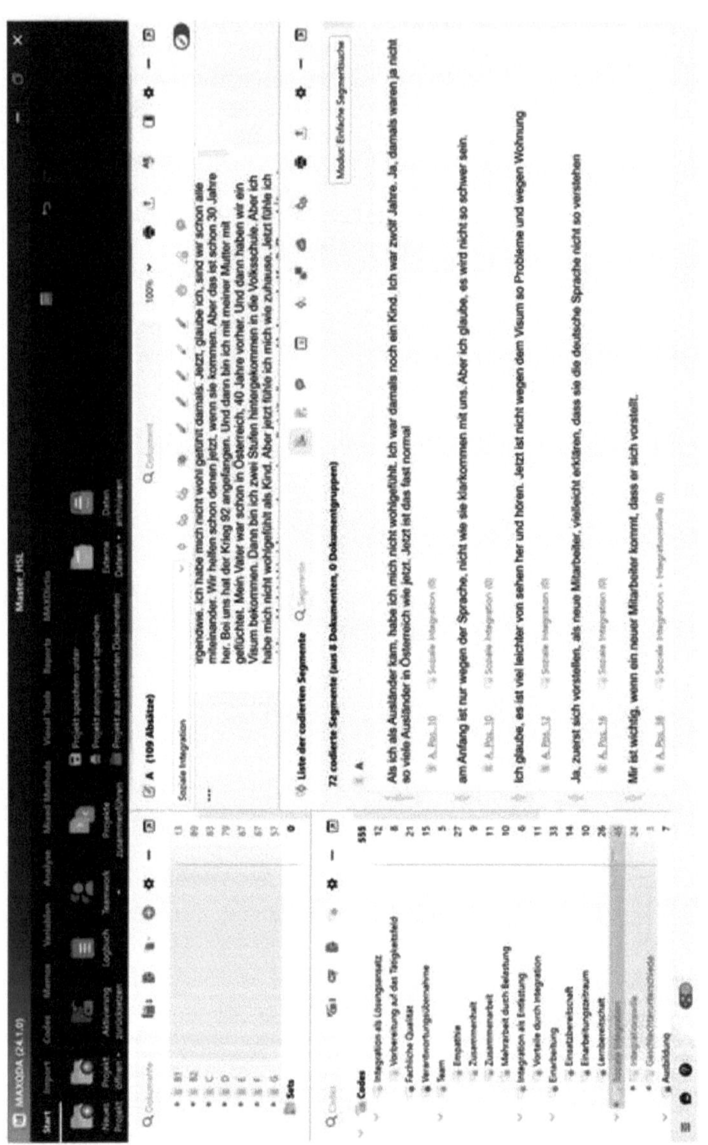
MAXQDA (24.1.0)
Master_HSL
A (109 Absätze)
Soziale Integration
irgendwie. Ich habe mich nicht wohl gefühlt damals. Jetzt, glaube ich, sind wir schon alle miteinander. Wir helfen schon denen jetzt, wenn sie kommen. Aber das ist schon 30 Jahre her. Bei uns hat der Krieg 92 angefangen. Und dann bin ich mit meiner Mutter mit geflüchtet. Mein Vater war schon in Österreich, 40 Jahre vorher. Und dann haben wir ein Visum bekommen. Dann bin ich zwei Stufen hintergekommen in die Volksschule. Aber ich habe mich nicht wohlgefühlt als Kind. Aber jetzt fühle ich mich wie zuhause. Jetzt fühle ich
Liste der codierten Segmente
72 codierte Segmente (aus 8 Dokumenten, 0 Dokumentgruppen)
Modus: Einfache Segmentsuche
Als ich als Ausländer kam, habe ich mich nicht wohlgefühlt. Ich war damals noch ein Kind. Ich war zwölf Jahre. Ja, damals waren ja nicht so viele Ausländer in Österreich wie jetzt. Jetzt ist das fast normal
am Anfang ist nur wegen der Sprache, nicht wie sie klarkommen mit uns. Aber ich glaube, es wird nicht so schwer sein.
Ich glaube, es ist viel leichter von sehen her und hören. Jetzt ist nicht wegen dem Visum so Probleme und wegen Wohnung
Ja, zuerst sich vorstellen, als neue Mitarbeiter, vielleicht erklären, dass sie die deutsche Sprache nicht so verstehen
Mir ist wichtig, wenn ein neuer Mitarbeiter kommt, dass er sich vorstellt.
Codes
Integration als Lösungsansatz
Vorbereitung auf das Tätigkeitsfeld
Fachliche Qualität
Verantwortungsübernahme
Team
Empathie
Zusammenhalt
Zusammenarbeit
Mehrarbeit durch Belastung
Integration als Entlastung
Vorteile durch Integration
Einarbeitung
Einsatzbereitschaft
Einarbeitungszeitraum
Lernbereitschaft
Ausbildung

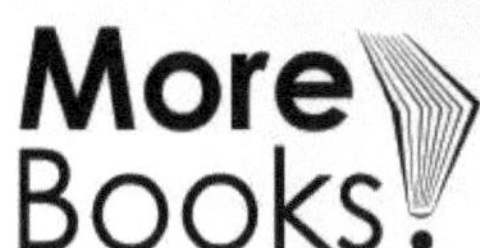

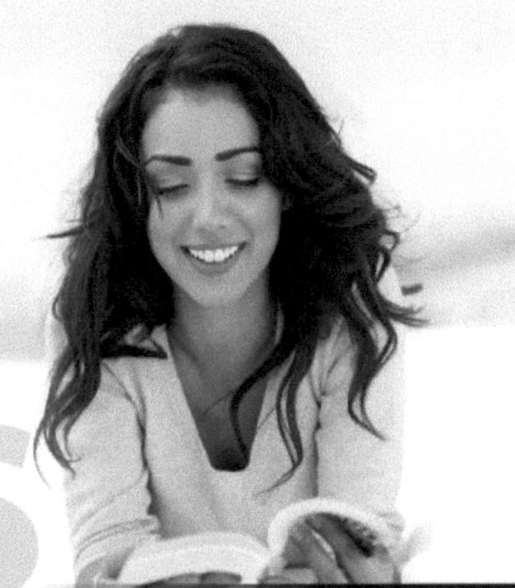

yes

I want morebooks!

Buy your books fast and straightforward online - at one of world's fastest growing online book stores! Environmentally sound due to Print-on-Demand technologies.

Buy your books online at
www.morebooks.shop

Compre os seus livros mais rápido e diretamente na internet, em uma das livrarias on-line com o maior crescimento no mundo! Produção que protege o meio ambiente através das tecnologias de impressão sob demanda.

Compre os seus livros on-line em
www.morebooks.shop

info@omniscriptum.com
www.omniscriptum.com

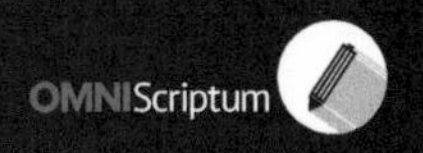

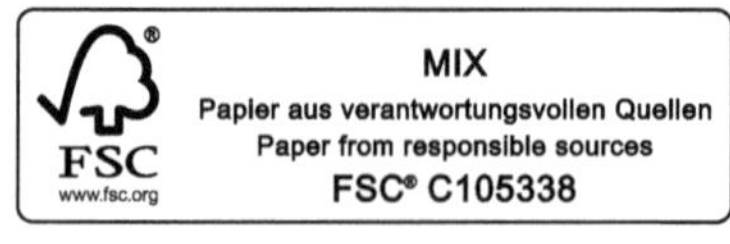

Printed by Books on Demand GmbH, Norderstedt / Germany